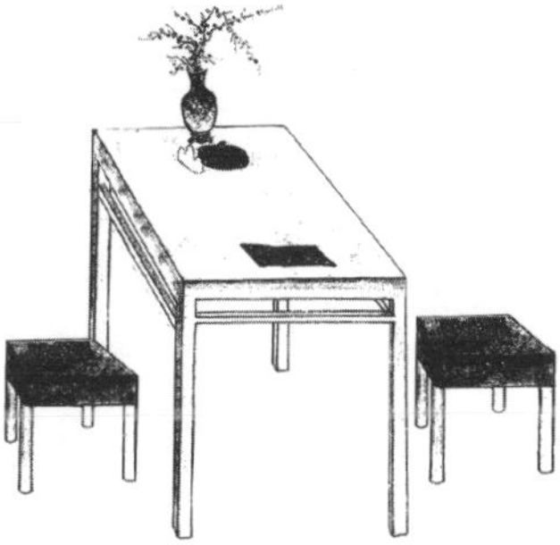

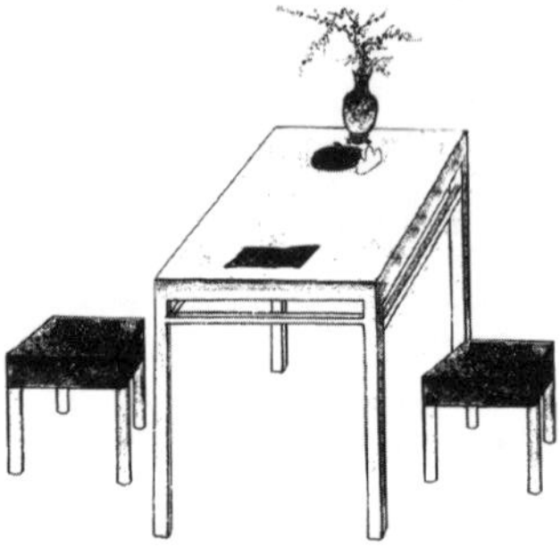

現代診間裡的古代病人

譚健鍬 著
尼爾森式症 繪

目次

自序　敬畏歷史，負重前行

一號門診　美容醫學讓人改頭換面

10・誰不愛美——康熙皇帝也修圖？
23・謎之肖像畫——林則徐鬍子是黑是白？
33・驚人的真實感——大畫家的老年斑
46・人間無味——一代男神的臉腫了
59・來張證件照——看明代官員的眼皮子
70・似與不似之間——大頭和尚，你病了嗎？

二號門診　任何時代都需要減重門診

82・英年早逝——是好皇帝卻是胖天子
97・粒米不入口——又胖又瘦的紀曉嵐
110・腹肌去哪裡——兩個將軍肚

三號門診
養生不養病，告別慢性病
124 · 考古界的傳奇——馬王堆裡的老貴婦
138 · 雍正的好哥們——鐵帽子王的真實相貌
152 · 戲劇裡的宰相——劉羅鍋真的是「羅鍋」嗎？
164 · 一視未必同仁——皇帝也有視力困擾
177 · 悲情天子——避暑山莊的遊魂
189 · 死也要踢球——漢代足球場上的一灘血
四號門診
傳統療法的醫學智慧
202 · 九百年前的寫真——讓人痛不欲生的艾灸
215 · 那些抵抗劇痛的人們——麻沸散在哪裡？
緊急宣布
中央流行疫情指揮中心成立
232 · 遠去的澳門豬——虎烈拉來襲！
248 · 親密接觸惹的禍——藏在野味裡的瘟疫

自序

敬畏歷史，負重前行

寫歷史人物和疾病的糾纏，不是第一次，但這本書的成書過程，實在與先前不同。回想起為這本書的最後一章劃下句號時已是三年前，新冠病毒剛剛開始甚囂塵上……，接著幾年，我們一起經受了疫情的考驗，也繼續受惠於新的醫療技術，一路前行。

其實，只要有人類文明的存在，疾病就會如影隨形，不管你是高高在上，還是活得狗苟蠅營，不管你帶著什麼政治標籤，還是懷揣特殊信仰。

在這本書裡，我並不想只關注那些朝堂之上的顯赫人物，我更願意把觸角伸向默默無聞的市井之徒，正是這些歷史上無數的無名過客，參與推動了每一個波瀾壯闊的時代、鍛造了我們的偉大文明。寂寂無名，也可演繹黃鐘大呂，合奏出歷史的巨大迴聲。他們的故事，不應漫漶於汗青！

這次的尋病訪史旅途，靈感源於古畫。文字記載，固然是中華民族的長項，但不可否認，圖像的直觀、鮮活的確能讓觀者穿越到一個個蕩氣迴腸的時空。我在漢代畫像石上看到蹴鞠者矯健的身影，然而，我彷彿也能聽到他們傷病的呻吟。這一聲嘆息，開啟了這次創作之旅。

二〇一八年上半年，我在廣州市的廣東省人民醫院進修心臟導管手術。記得我是在昏暗寒冷的傍晚到達這座既熟悉又陌生的城市，臘月寒潮裹挾著寒雨，當我撐著雨傘，瑟瑟發抖地走在寂靜的小道上時，一種茫然溢滿了心頭，茫然於未來的職業規劃，茫然於複雜而令人揪心的人際交集，茫然於未知的疾病襲擾，更茫然於自己的寫作生涯。整個二〇一八年，我幾乎都沒有為新的篇章留下一個字，這一年，我的生命就如同淋著一場寒雨，經受著刺痛和困苦，隱忍著焦躁和孤獨，卻仍孕育著新的生命力，醞釀著下一個晴朗、溫暖的春天，下一個豐收的金色秋天。

在廣州，有一段日子過得很不舒暢，我便短暫離開醫院，去藝術博物館參觀。在那個悠然的夏日下午，我漫無目的地走進空無一人的閱覽室，坐在窗前，眺望著不遠處的珠江，它施施流淌，泛著午後的粼粼波光，跟百年前、千年前到底有什麼不同？那一剎那，我覺得它似乎想告訴我什麼。在閱覽室裡，我拂去灰塵，翻閱一套反映十九世紀華人生活的西洋畫冊。畫冊裡面全是販夫走卒。他們生活的點點滴滴透過畫作，浮現於一個醫者眼前。我看到一對京城母子皮膚白得嚇人，連頭髮都是黃黃的，羞答答地用扇子遮著太陽。他們，不是歐洲人，而是清朝的白化症患者！怕光怕曬怕歧視！即使他們活在此刻，也沒有醫術可使他們變得跟我們一樣。人類征服疾病的歷程漫長而沒有盡頭，更多時候，在冷酷的大自然面前，醫者也只能盡一分微薄之力，帶給病患一絲溫暖而已。

又有一回，我參觀廣州美術學院，在展覽室裡，看到學生臨摹的明代畫像。原畫的作者已泯然於歷史，但他用西洋立體技法創作的人物肖像栩栩如生。這是一批明朝基層官員的標準像，如果那時有身分證或工作證，這些肖像正好派上用場。他們居然還有名有姓，雖然並不聞名遐邇，但細查史海，的確能找到其痕跡。至於容易被疏忽的外貌特徵，對醫者而言，也可能是診斷疾病的線索。

敬畏自然，敬畏歷史，誰敢說這是一句套話？

當然，也有人可以玩弄自然、調侃歷史。比如宋徽宗。這位藝術皇帝不僅喜歡收藏金石古玩，還喜歡收集各種所謂祥瑞之物，諸如白鹿之類，更把群鶴翱翔於皇宮記錄在自己的設色畫布上。對待國運，他如此自欺欺人；對於治國，他更一竅不通。他也不知道，過度接觸野生動物，尤其是飛禽，從流行病學角度而言，並不安全。宋徽宗和北宋的下場，無須我多言。

這幾年，我都在忙於各種醫療事務，感覺全身都被掏空，只有靈魂尚在。有時遇到困難，想過退縮，但想起宋代畫家李唐的〈村醫圖〉裡那位痛不欲生的老者，正接受著艾灸治療，我的胸中又湧起一股前行的勇氣。

在重新審閱這份書稿的日子裡，新冠疫情已告一段落。天災？人禍？留給歷史評說。但誰能想到不戴口罩，居然也要慢慢適應。人類戰勝過不少疾病，中華民族熬過許多艱難時刻，但歷史和自然界最本質的底色畢竟是冷酷的，我們除了負重前行，還能做點什麼？

是為序。

一號門診

美容醫學讓人改頭換面

誰不愛美——康熙皇帝也修圖？

清聖祖愛新覺羅．玄燁，一六五四—一七二二，清世祖順治第三子，大清入關後第二位皇帝，年號「康熙」。八歲即位，是中國歷史上在位時間最長的皇帝。

中國歷代帝王傳世畫像甚多，不過他們到底長什麼樣子，卻往往令人一頭霧水。畢竟，中國古代的繪畫並不追求寫實，技術水準也沒有達到相應的高度。因此，宋、元之前的帝王畫像不僅相貌多半雷同，臉部輪廓線條也極不合理，實在只能當成符號來認識；更有甚者，有些帝王的畫像是其去世多年後再由畫家依據傳說描繪出來的，這樣的真實度，你敢相信嗎？

千古一帝的盛世美顏

隨著繪畫技術的進步和西方文化的傳入，中國寫實肖像畫也進入了新的境界，明、清兩代的宮廷畫像，幾乎能讓我們直接看到數百年前的古人真容。

清聖祖康熙畫像（多幅）

康熙皇帝的畫像存世很多，但除了有一幅老年的朝服標準畫像顯得有點暮氣沉沉之外，在其餘的畫像中，不管是身披鎧甲，還是靜坐讀書，康熙帝都是一副器宇軒昂的模樣，年輕時更是瀟灑英俊、皮膚白皙，尤其是臉部，光潔如水，活脫脫是「小鮮肉」、「小帥哥」。

也許很多人會認為，這就是真實的康熙帝，畢竟畫作太寫實了。

可惜人們忽略了一個小問題，那就是——事在人為。既然現今的照片都可以通過簡單的程式進行「美顏」，讓人瑕疵全無，在畫筆下將描繪對象加以「整容」，又有何難？

皇帝的尊容，如同他的帝王名字一樣，是需要「避諱」的，不但要跟別人不一樣，還要比一般人更俊朗、更威嚴，所以，一切的瑕疵不得見於紙上。

因此遺憾的是，真實的康熙帝並沒有紙面呈現的那麼俊美。

但康熙皇帝不是第一個，也不是最後一個讓畫像「整容」的人。

明朝開國皇帝朱元璋的傳世畫像有兩幅，神奇的是，兩張畫上的長相判若兩人：一幅是宮廷範兒的，畫裡的朱元璋五官端正、不怒自威，雖然不是老帥哥，倒也有一股神氣和魅力透過紙張撲面而來。但另一幅來自民間的畫像就有天壤之別了，畫上的「朱重八」（朱元璋原名）臉部扭曲成豬腰子狀——額頭凸出、下巴翹起並反包上頜，臉頰凹陷，鼻樑塌扁，雙目如賊。儘管這樣的畫像不無誇張的成分，但這位出自社會最底層的草根皇帝，其貌不揚、甚至令人不敢恭維，可能才是事實，只是懾於他登基後的淫威，又有哪個宮廷畫師敢忠實畫出他的本來面目？

明代皇帝的宮廷畫像絕大多數都是以正面示人，唯獨朱元璋的兒子永樂帝朱棣以半側面傳世，只見畫像上的朱棣身臉稍偏向右側，美髯飄飄及腹，威風凜凜，不輸關雲長，唯臉色稍黑。他為什麼用左臉示人，而隱藏部分右臉呢？難道右臉有什麼不能讓人看的？這也是未解之謎。

清朝康熙帝的後代中，繼續有人不斷在畫像上美化自己，直到照相技術傳入才讓現代人真切地看到他們的模樣——咸豐皇帝幾乎就用了相同的招數掩蓋了和祖宗爺爺一模一樣的難堪面容。這祖孫倆都經歷了相同的病魔煎熬才得以登基稱帝，但病癒的後遺症，不僅在肉體上，同時也在他們心靈上留下永久的創傷，因此，畫像上是斷然不許出現臉部瑕疵的！

明太祖朱元璋畫像（多幅）

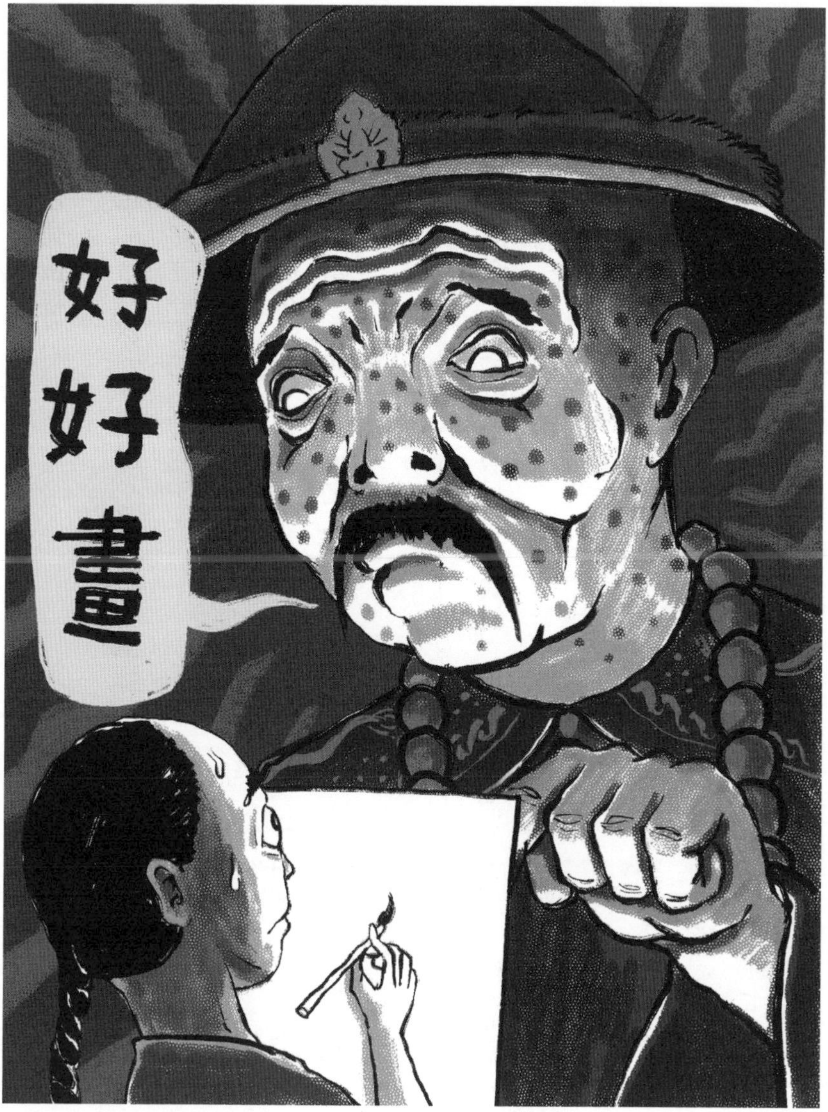
好好畫

大難不死，當有後福

順治十八年（一六六一）正月，京城皚雪飄飄，新年鞭炮聲聲，老百姓正圍坐在火爐邊，沉浸在春節的喜慶之中。

然而，紫禁城養心殿裡面，一位不到二十四歲的青年，卻渾身膿腫，氣息奄奄。他就是滿清入關後的第一位皇帝——順治帝福臨。自己來日無多，大清江山卻尚未鞏固，未來如何是好？當務之急是趕快立下繼承人，但是，誰才是最優選擇呢？

黃昏時候，三阿哥玄燁的家中忽然來了神祕的信使，只見他匆忙進到府中，臉上滿是惶恐和興奮。一碰到虛歲只有八歲的玄燁和撫育他的乳母，此人便噗通跪下，行了標準的三跪九叩大禮。

「聖上龍體如何？」乳母孫氏急切地打聽。一個月來，宮中傳來的都是壞消息，玄燁的父皇順治帝「痘疹」（天花）惡化，全無起色，看來難逃一劫。新皇帝會是誰？是從兒子中揀擇還是從兄弟中挑選？乳母旋又覺得自己的思量純粹多餘，畢竟，玄燁是順治的第三子，生母佟佳氏不受順治寵愛，玄燁出生七年也沒見過父皇幾次，何況佟佳氏早早就去世了。皇位更替，實在跟這位三阿哥沒多大關係。

當時，順治帝已經有過八個阿哥、六位公主。長子牛鈕生於順治八年十一月初一，本是極好的兆頭，可這嬰兒只活了八十九天！第二子名叫福全。福全幼時，順治問其志，他說：「願為賢王。」看來是一個早熟孩子，而且聰明可人。玄燁是第三子，比福全小一歲，當時沒表現出什麼過人之處。宮中人人皆知，順治對福全寄予厚望。

然而，信使不同尋常地行了三跪九叩大禮，讓乳母大為驚訝。

「皇上已近彌留，恐將龍馭上賓了……」信使哭喪著臉，還不時擠出幾滴眼淚，然而他很快就兩眼放光，連挪帶爬地靠上幾步，忽然大聲說道：「恭請三阿哥入宮，繼承大統！」

頓時，乳母不知所措，又驚又喜，她緊緊摟住如墜雲中的玄燁，眼中迸出淚水，這淚水有感恩，也有一絲不解。

第二天，紫禁城沉痛地對外宣布：皇上駕崩了！

年幼的玄燁——未來的康熙帝，被抬進紫禁城的核心地帶，開始了對帝國六十一年的統治！他當時不知道，為什麼父皇臨終前會改變主意，放棄鍾愛的福全哥哥，轉而讓自己成為帝國的舵手。

其實，順治自知一病不起時，確實在繼承人問題上猶豫不決。他不得不請教自己非常信任的德國傳教士湯若望。

湯若望也是著名天文學家，於一六一九年抵澳門，後入北京，一六四四年歸順清朝。因能精確預測日食，得到清廷重用；更由於知識淵博，見多識廣，且帶來西方世界的先進技術，順治帝對他非常信賴和尊重，稱他為「瑪法」（滿語「爺爺」之意）。當順治向湯若望諮詢繼承人人選時，他力主玄燁，這和順治母親孝莊皇太后的主張一致。

這意見很快促成順治改變了決心。不久，順治便撒手人寰，玄燁繼承大統。

湯若望的理由很簡單：玄燁得過和順治目前一樣的疾病——天花，而他僥倖存活了，按照民間經驗，他就獲得了終生的天花免疫力，不用再擔心得此病了。當時，天花正在全世界肆虐，中國只是其中一個災區。宮廷內外，天花已經製造了無數冤魂。而玄燁的競爭對手福全卻未曾「出痘」，說不定什麼時候就「追隨」父皇，感染天花死了。相對健康的皇帝繼位者，對帝國的政治穩定和長治久安是多麼重要，順治心知肚明。

那麼，天花到底有多可怕？

令人色變的死亡之花

十七世紀，一場大規模的天花疫情曾席捲亞歐大陸，斷斷續續肆虐了近一百年。直到十九世紀後半葉，仍在不時製造災難。明、清之際，中國北方更是天花的重災區。這一時期恰逢中國戰亂不休、政權更迭，天花的禍害變本加厲。清朝建立之初，天花疫情極端嚴峻，不但在社會上造成了大量民眾死亡，而且對滿洲八旗官兵和皇室成員也產生了嚴重威脅。由於他們剛從冰天雪地的白山黑水進入了相對溫暖的關內地區，體質有差異，對氣候又不適應，加上頻繁與漢族人接觸，因此，他們更容易被天花感染。

滿清貴族中，死於天花者不計其數，順治帝和後來的同治帝便是直接死於該病。開國名將多鐸，努爾哈赤第十五子，順治帝的小叔叔，被乾隆帝讚為「開國諸王戰功之最」，於順治六年死於天花，年僅三十六歲。順治帝生有八個阿哥，據記載，患天花夭折者四位，患天花而倖免於死者一位。天花這種疾病就像鬼魂附體似的，一直困擾著他們。後來的雍正帝就曾感慨道：「看來滿洲、蒙古等艱於子息者，大都為出痘所殤。」

天花病毒吸附在被感染者上呼吸道的細胞中，並入侵到局部淋巴組織，其後大量複製，進入血液循環，形成病毒血症。皮膚接觸也是另一重要途徑。通過血流，病毒廣泛播散到全身皮膚、粘膜及內臟器官組織，導致全身多個器官嚴重受損，甚至全身出血，極其凶險。比如，病毒會入侵心臟引發病毒性心肌炎，極容易導致病患直接死於心臟衰竭和惡性心律不整。

開始時病患會出現嚴重的毒血症狀（寒顫、高熱、乏力、頭痛、四肢及腰背部痠痛，體溫急劇升高時還可能出現驚厥和昏迷），兩三天後，天花病毒便大肆破壞皮膚組織細胞，病患全身出現典型的天花痘疹。如果病患能僥倖存活，皮膚會成批依次出現斑疹、丘疹、皰疹、膿皰，最後結痂、脫痂，一生遺留凹陷的疤痕——痘疤！

天花倖存者的臉上往往由此出現坑坑窪窪的後遺症，俗稱「痲子」。康熙和後來的咸豐皇帝，其實都是這樣的受害者。

滿清貴族一開始只能消極地對天花採取躲避的方式，即避免見不必要的人，或者在僻靜而人煙稀少的地方「隱居」。順治一生都在躲避天花的追襲，多次出宮避「痘」，最終仍避無可避而死。玄燁也是從小就跟天花打交道。他剛剛出生不久就被送到西華門外的避痘處（後改建為福佑寺）避痘。儘管層層設防，但不到兩歲的時候，玄燁還是染上了天花。萬幸的是，他從天花死神的魔掌中掙脫出來；不幸的是，他小小年紀就永失父愛，成為終生之痛。

天花帶來的臉部後遺症不容小覷。疤痕，是人體創傷後，在傷口或創面自然癒合過程中正常的、必然的生理反應，也是創傷癒合過程的必然結果。很多時候，傷病處的正常皮膚軟組織不能完全自我修復，於是纖維結締組織便取而代之，所以，它們的本質可說是不具備正常皮膚組織結構及生理功能的、失去活力的、異常的、不健全的組織。疤痕不僅破壞了美觀，嚴重時還會妨礙生理功能，甚至導致毀容和畸形。臉上的疤痕，尤其容易給病患帶來巨大的肉體折磨和精神痛苦。

當疤痕組織在體表造成凹陷畸形時，稱之為「凹陷疤痕」。這常見於天花、水痘或痤瘡後遺留的疤痕，也可見於外傷及皮膚感染。簡單的凹陷疤痕僅是線狀疤痕及其區域的低陷，廣泛的凹陷疤痕則可合併有皮下組織、肌肉或骨骼組織缺損。好端端的一副相貌，會讓天花破壞成醜八怪。

換句話說，在天花橫行的年代，光看臉上有沒有「麻子」，就知道這個人有沒有得過天花之類的疾病了。

如何啟動人體防護盾

面對天花的席捲，光是躲避顯然是蒼白無力的，事實證明，這樣的消極方式如同等死。

然而，為什麼得過一次天花而倖存，之後就能免於災難呢？

這就涉及到人體的免疫系統了。

人類生活在充滿無數病毒、細菌、黴漿菌等的環境中，儘管如此，我們並非總是得病，這都是由於人體的免疫功能發揮著作用，就像堅硬的盾牌保護著我們的身體。可是，免疫力不是生來就有，和生長發育一樣，免疫力也是慢慢成長起來的。

首先，媽媽的「餽贈」是第一步。嬰兒在六個月之前較少生病，這是因為母親在懷孕後期將免疫球蛋白通過胎盤輸送給嬰兒。她在懷孕之前，身體已接觸過細菌、病毒等多種病原體，體內已激發出相應的免疫球蛋白，這些物質能為寶寶抵擋出生後很長一段時間的病魔侵襲。嬰兒六個月後，免疫球蛋白耗盡，自身免疫屏障尚未發育完善，也就多病起來。

其二，孩子一次次接觸到的病原體，是他們形成免疫力的催化劑。雖然生病不是好事，但也並非一無是處，因為孩子在與這些病原體的不斷對抗中，體內會激發出一波又一波的抗原，這些免疫物質對接觸過的病原體都留下深刻的「記憶」，下次遇到同樣的侵襲者時就會自動奮起反擊，保護人體。身體健康的成年人接觸到病原體，也是同樣的過程。所以，多年的經驗積累讓當年的清朝人已經意識到，得天花的人要嘛死掉，要嘛不再擔心二次感染（儘管他們僅僅把握住了規律，只知其然，不知其所以然）。

其三，接種疫苗是人為獲得特定免疫力的有效方式。

至晚在十六世紀，中國已逐步推廣「人痘」接種法，而且世代相傳，師承相授。醫家總結出痘漿、旱苗、痘衣等多種預防接種方法。其大致方法是：用棉花蘸取痘瘡漿液，塞入接種兒童鼻孔中；或將痘痂研細，用銀管吹入兒童鼻內；或將患痘兒童的內衣穿在健康兒童身上。總之，醫者通過人為造成的輕度感染，使被種痘者獲得一定程度的免疫力。這種方法並不安全，且製造的免疫力只能持續若干年，並非終生有效。但是，有辦法總比坐以待斃好一些，康熙帝親政後，就曾大力推廣此法，挽救了不少生命。

直到西方醫學家依據同樣思路改造、發明出更安全有效的「牛痘」疫苗接種法後，天花才被逐漸降服。

現代疫苗本質上是細菌或病毒的某種組合成分，但不是整體，而且經過改良後已大多失去活性，進入人體時安全性較高。這些病原體成分，就好比提示牌，足以刺激體內激發出相應的免疫球蛋白，對號入座，有的放矢，攻擊真正來襲的病原體！

由於人類的不懈努力，天花已經在地球上銷聲匿跡了四十年，如今，天花病毒僅保留在美國和俄羅斯的實驗室，作為研究之用。

今天，當我們瞻仰康熙帝的畫像時，應該記住，這些畫的背後其實有著一段隱形的抗疫史！

謎之肖像畫——林則徐鬍子是黑是白？

林則徐，一七八五—一八五〇，清朝後期福州人，官至一品。因嚴禁鴉片引發中、英第一次鴉片戰爭，是近代重要歷史人物。

林則徐，近代著名政治家、思想家，曾力主嚴禁鴉片和抵抗英軍入侵，是中國家喻戶曉的民族英雄，他對澳門也有特殊的意義。一八三九年，作為道光皇帝委任的禁煙欽差大臣，林則徐在廣東大張旗鼓，並於夏、秋之交巡訪澳門，駐蓮峰廟，接見葡萄牙官員，視察澳門的鴉片查禁情況。當時，葡萄牙人在澳門對清廷相當恭順。林則徐下榻的蓮峰廟，如今已開闢成林則徐紀念館，供人們參觀。

長期以來，後人對林則徐的外貌印象都定格在他虎門銷煙以及鴉片戰爭時的狀態。關於他的影視作品、圖片、雕塑比比皆是，且無一例外都把這個時期的林則徐描繪成濃眉大眼、鬍黑鬚長的威武形象，這完全符合傳統中國人對英雄人物造型的想像和揣測。

當然，林則徐也有清代的傳世畫像和石刻拓片，不過筆法過於粗糙，這些大致的輪廓只能視為對古人的膜拜標誌，無法為後人揭示林公的真實相貌。

那麼，林則徐的具體形象是否永遠就是一個謎呢？

林公真容究竟如何

林則徐的後裔原本也是這樣認為的。但是，二〇〇七年，事情突然發生轉機。在美國波士頓美術館發現了一幅湮沒多年的油畫畫像，據說主角正是林則徐本人，而且是鴉片戰爭前夕的林則徐。據林家後人介紹，當年林則徐南下禁煙時，僑居廣州十三行的畫家出於對林則徐的敬仰，為他繪製了一幅肖像油畫。可是，林則徐因公務繁忙，忘了取回畫像。最終，這幅畫像被當時協助林則徐的得力幹將李志祥帶到了美國，並將畫像捐贈給了波士頓美術館，保存至今。但油畫是如何輾轉到他手上，又如何運到美國，迄今均沒有史料記載。據見過畫作的林家後人回憶，他們家族中有些宗親長得跟油畫上的人很像。

油畫上的畫像採用西洋畫法，立體逼真，如果確實臨摹對象是林則徐的話，應該是最接近本人原貌的畫像了。

林則徐畫像（多幅）

端詳著波士頓美術館這幅油畫，筆者不禁產生穿越時空的感覺。

只見畫上的「林公」頭戴清朝常見的暖帽，插有頂戴花翎，身穿黑色袍服，衣服沒有任何表明官銜品級的補子圖案。清朝官員之帽，按制一般分為冬天的暖帽，以及夏天的圓錐形涼帽。按照史料記載，林則徐是一八三九年初春到達廣州，那時天氣還微寒，如果畫家此時描摹他的形象，把他畫成佩戴圓形暖帽（帽子周圍有一道簷邊，似為皮製），也算合理。

林公慈眉善目，嘴角掛著一絲不易察覺的微笑；他的眉毛又長又彎又纖細，有點像女士的眉毛；臉龐不胖不瘦，眼睛略小，下巴精緻，透露出幾分精明和愉悅，看得出此人年輕時也是英俊男子；眼睛之下掛著一對明顯的眼袋，讓主角看起來像沒睡醒，額頭上橫著幾道細微的皺紋。最意外的是，林則徐嘴唇上下均飄著白如霜雪的鬍鬚，密度和長度均屬中等。這一切跟傳統的林則徐肖像大相逕庭！皺紋、眼袋、白鬍鬚，暗含著歲月的沉澱，隱約在訴說著主人翁十年寒窗、官場沉浮，一路摸爬滾打直到人生巔峰的艱辛歷程。這些都讓觀者意識到，眼前是一位不折不扣的老者。如果沒人告訴你這是林則徐，如果不看帽子，也許你會覺得這是精打細算的廣東商人。

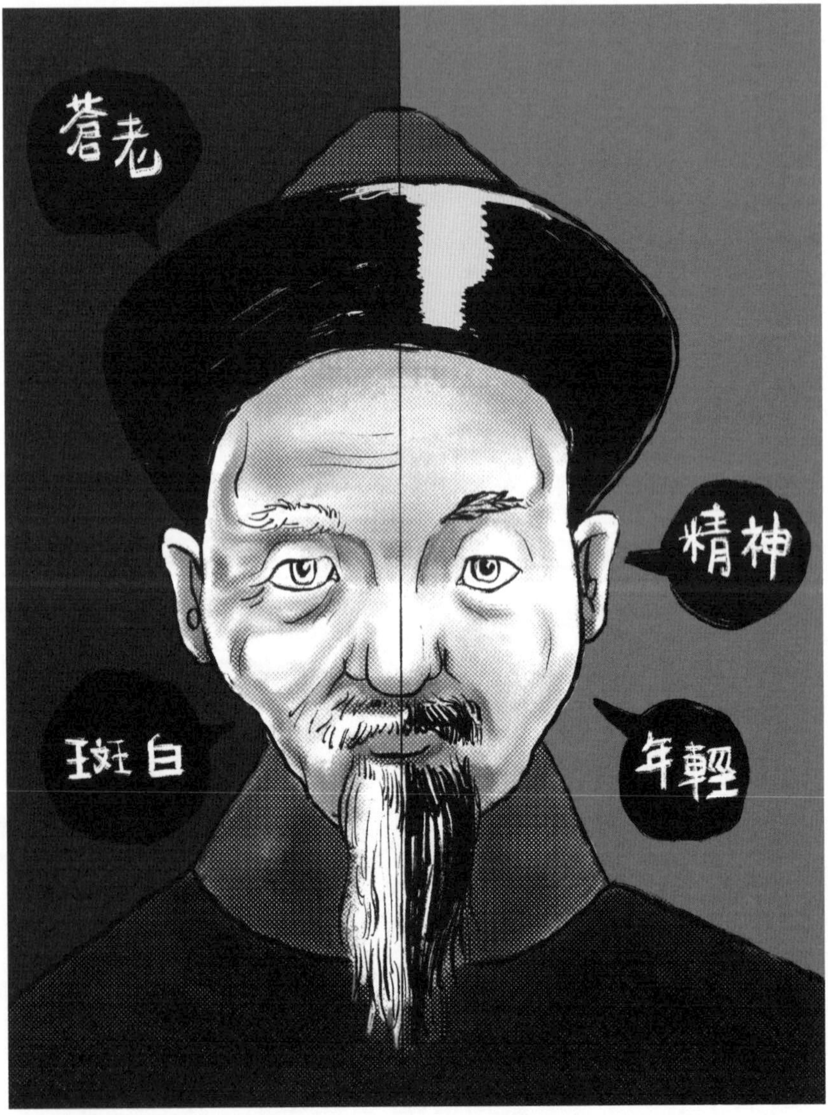
蒼老
精神
斑白
年輕

林則徐是福建省侯官縣（今福州市區）人，這幅畫像也是典型的南方人相貌，但把林則徐畫得過於蒼老。從現代人的視角看，眼前的林則徐像至少是六十多歲的樣子，而實際上，林則徐主持虎門銷煙時不過五十四歲，不管是當時還是現在，就政壇而言均屬於壯年政治家，前途依舊燦爛。畫上的林則徐戴著官帽，看不見頭髮，但可以猜想，他已是皓首老翁了。

有人說，古人的生活保養比今人差好遠，也許那時五十多歲的人就像今人六十、七十歲的樣子。這話也不假。況且，男人在三十多歲時長出白頭髮本屬尋常事，四十多歲時鬍鬚和鼻毛都開始變白也不罕見，不少人到了五十多歲時，鬍子比頭髮白得更厲害，這已司空見慣。

除了畫像，有沒有真實的古人鬍鬚留存下來呢？當然有。一九五九年，中國考古學家對明代十三陵中的定陵進行研究發掘，當時就出土了明神宗朱翊鈞的屍骨以及保存完好的頭髮及鬍鬚。在地宮中沉睡了三百多年的神宗皇帝讓後人清晰看到自己的鬚髮，他逝世時五十七歲，史料記載其常年患病，足不出戶，朝政不理。他的鬍鬚是黃白色的，顱骨上也白髮蒼蒼，然而兩位皇后均保存了黑色的完整髮束，因此人們否定了漫長時光和地宮環境導致神宗皇帝鬚髮顏色變淺的可能。可見，五十多歲的古人，如果身體不好，或遺傳體質所致，都會出現鬚髮皆白的情況。

有沒有想過，為什麼當我們開始衰老時，毛髮會變白？眼袋也隨之而來呢？

鬍鬚為何由黑變白

人的衰老往往先從眼周體現，一般人四十歲以上就易產生眼袋，眼周皮膚、眼輪匝肌鬆弛，彈性變差，主要原因是眶隔筋膜退行性變化，臨床一般則指下瞼皮膚下垂、臃腫，通常還有雙側對稱性。此外，中老年者的眼袋往往是眶內脂肪組織過多，呈假性疝出或膨出。當然，這都與家族遺傳有關，並非人人到了某個歲數就一定長眼袋。今天醫學科技昌明，不服老或不喜歡流露老態的人，可以通過美容手術，改變眼袋對自身容貌的不良影響。

至於鬍鬚變白的原因就更複雜了。

鬍鬚呈黑色是因為鬍鬚中有黑色素，黑色素是由存在於毛髮根部的黑色素細胞合成。合成黑色素需要酪胺酸、維生素B等物質，同時還要有充足的血液供應與正常的黑色素合成系統存在，才能最終合成黑色素，使鬍鬚保持黑色，其中任何一個環節發生問題，都會造成黑色素合成障礙而出現白鬍鬚。

現代醫學認為，正常情況下，人體毛髮（頭髮、鬍鬚等）毛乳頭內有豐富的血管，為毛髮的生長提供充足的營養，黑色素顆粒便能順利合成。若有不良刺激造成供應毛髮營養的血管發生痙攣，使微細結構的色素細胞分泌黑色素的功能出現障礙，就會影響黑色素顆粒的形成和運送。當黑色素顆粒無法從毛囊運送到毛髮中去，毛髮的黑色素顆粒就會減少，減少到一定程度時便開始出現白髮或白鬍鬚，甚至白鼻毛了。

有研究指出，肥胖、菸酒刺激、睡眠不足、精神緊張、生活不規律、心理壓力過大、持續焦慮狀態都是造成毛髮變白的不良刺激因素。如果患有某些慢性消耗性疾病，或飲食中長期缺乏酪胺酸、銅、鈷、鐵蛋白、植物油、維生素B1、維生素B2、維生素B6等，黑色素也會生成困難，從而提前出現毛髮由黑變白。

當然，自然衰老是最常見的致白原因。隨著年齡增大，黑色素母細胞的數量、酪胺酸酶的活性也逐漸衰減，造成黑色素不足，這才是最常見的白髮、白鬍鬚成因。針對這個環節，目前醫學上還暫時無能為力。如果人們能逆轉衰老，相信很多疾病，諸如癌症之類，也有可能從源頭上攻克。

古代的知識分子大多生活在很大的壓力中，聖賢教誨的責任、動輒得禍的恐懼、長年累月的青燈苦讀，再加上迷信丹藥，造成有害物質累積在體內，這些都很容易導致提前衰老，像韓愈「年未四十，而視茫茫，而髮蒼蒼，而齒牙動搖」、蘇軾「早生華髮」，這些都不是特例。由普通讀書人一路拚到朝廷一品命官，學業、公務的繁忙可想而知，林則徐五十多歲就鬚髮皆白，完全也是可能的。

只不過在西方人的紀錄中，林則徐可不是油畫上的形象！這又是怎麼回事？

洋人眼中的黑鬍子

英國著名外交官包令（John Bowring），在歐洲享有作家和語言學家的聲譽，在談到林則徐的外貌特徵時寫道：林體格「短小精壯，有豐滿的圓臉，長長的黑髯和一雙犀利的黑眼睛」，「前額飽滿睿智，聲音清晰、宏亮有力，衣著樸素」，而且「溫文爾雅，生氣勃勃。面容顯得深思熟慮、和藹可親」。〔《欽差大臣林則徐的生平及著述》（*Life and Writings of Commissioner Lin*）〕

這裡提到的林則徐也是鴉片戰爭前後的狀態，按照文中的記載，林則徐不僅鬍鬚濃黑，而且似乎有點矮胖，臉部也是圓圓的。這跟同一時期那幅油畫形象完全不同，特別是鬍子顏色。鬍子怎麼可能在短期內變化如此之大？春秋時期伍子胥遭到楚王迫害，全家遇難，自己隻身潛逃，差點被抓，命懸一線。相傳，他又憂愁又恐懼，一夜就白了全部頭髮。這故事顯然過於誇張，畢竟傳說與文學無法解釋科學，極其負面的心理狀態會使人頭髮、鬍鬚變白，但到底還是需要一段時間呀！林則徐南下禁煙固然公務繁重，但他躊躇滿志，意氣風發，一開始就先聲奪人，挫折暫時不多，照理沒有太多負面情緒。難道英國外交官認錯人了？

其實，上述的黑鬍鬚並非孤證。

再看看美國商人威廉・亨德（William.C.Hunter）的描述。一八三九年農曆正月，他在廣州珠江帆船上第一次目睹了林則徐的風采後如此說道：「他具有莊嚴的風度，表情略為嚴肅而堅決，身材肥大，鬍黑而濃，並有長髯，年齡約六十歲。」〔《廣州番鬼錄》（*The'Fan Kwae' at Canton Before Treaty Days, 1825-1844*）〕裡面的林則徐依然是發福的，鬍鬚也是黑色的！

西方人相當重視人體容貌的記錄，林則徐雖然站在西方殖民者利益的對立面，但作為強大而值得敬佩的對手，具有騎士精神的西方人還是對他懷有敬意。盛行製作蠟像的英國人，就給林則徐夫婦都做了蠟像，以表敬意。若干年之後，清朝人出使英國，還能見到這尊栩栩如生的林公蠟像，不禁嘖嘖稱奇。由此可見，處事嚴謹的西方人對林公的描繪應比較可信。

至於美國波士頓美術館收藏的那幅林則徐畫像，其來歷和真實性還有待後人探究，至少在筆者看來，畫中人物極可能並非真實的林則徐，只是某位普通的中國官員或商人。在當時的廣州，這樣的畫像多如牛毛，是不是在流傳的過程中由於名人效應，有意無意地被誤判成林則徐，繼而以訛傳訛呢？畢竟，畫像中的官員沒有穿戴品級標識的袍服，就更難斷定他就是林則徐了。

林則徐的後半生活得並不健康，早在廣州之時就患有疝氣，請了美國醫師診治。後來鴉片戰爭失敗，他成了替罪羊被道光皇帝流放新疆，可謂心力交瘁、內外交困，年近花甲的他，身心不可能在惡劣的環境中處於良好狀態。一八五〇年，新登基的咸豐皇帝看重林則徐當年的巨大聲望，對他委以重任，試圖起用老臣鎮壓如火如荼的太平天國運動。可惜此時六十五歲的林則徐已是風燭殘年，他在赴任路上被「風寒」所侵，走到廣東普寧縣時又「下痢」，腹瀉不止。各種疾病同時發難，最終導致他撒手人寰。此時的林則徐，被無情的歲月和政治折磨得一塌糊塗，鬢髮皆白，才真有可能。

驚人的真實感——大畫家的老年斑

沈周，一四二七—一五〇九，明朝中期蘇州人，吳門畫派的創始人，明代四大畫家之一。

假作真時真亦假

人們一般都在意自己的容貌，古人亦大多如此。如果有畫像傳世，經常會出現兩種情況，一是用較為簡單的粗線條勾勒，按照古書上相學、星象學的規律添油加醋，使人物符合歷史的傳統評價。這個情況大多出現在隋、唐之前，秦始皇、漢高祖、曹操等人就是典型，且由於當時的繪畫寫真技術還處在萌芽階段，這些畫像自然都顯得粗糙，差不多等同於「符號」，根本不能表達出肖像主人的真實長相，因此看起來帝王將相大同小異，文人墨客也大致一個模子。那些著名古人到底長什麼模樣，還得靠翻閱史書文獻，在片言隻語中匯集想像了。

第二種情況是唐、宋之後，人物畫像開始向逼真靠攏。宋朝皇帝、元朝皇帝的畫像看起來就比較活靈活現，尤其是元代帝王們，個個都是臉龐肥胖、眼睛偏小、眼距較寬的典型蒙古大汗形象，與中原人士大相逕庭。而正因為寫真技術越來越成熟，畫像主人便越加對畫像上的自己挑剔起來。

朱元璋就是著名典型，他的宮廷畫像和民間畫像簡直有天壤之別，前者神采奕奕、五官端正、略顯富態、不怒自威，一副不折不扣的帝王吉相，臉上一絲瑕疵都沒有；而流傳在民間的相貌，簡直如同地痞小丑，猥瑣不堪。很明顯，朱元璋的官方造型都是經過巧妙加工的，甚至融入了某些相學因素，用來證明此人是天生的九五至尊，符合君權神授的天意。如此「PS」「美圖」之後的朱元璋，自然是神聖得威風凜凜。他的兒子朱棣更誇張，從姪子手中篡位之後，同樣為了證明自己的皇權來得正路，也讓人把自己的長相描摹得與朱元璋如出一「模」，僅僅是鬍子更長更黑而已，真正做到了「根正苗紅」。

值得注意的是，朱元璋的官方畫像應作於他的晚年時期，因為畫像上的朱元璋鬍鬚全白，眼角隱約可見皺紋。只是臉上的其他部位顯得太緊緻，太有光滑感，導致整體上與年齡、白鬍不相協調。他活了七十歲，遠遠超過了之後十幾個繼位的後代。

沈周自畫像

問題來了，年近古稀的老者，臉上除了皓白的鬍鬚、象徵閱歷和滄桑的皺紋，還應該有什麼呢？

我們來看一看明代著名「老畫家」的真實容貌吧！

畫家的心靈之聲

北京故宮博物院藏有一幅〈明人畫沈周半身像〉。作者不詳，而畫像的主人卻鼎鼎大名。

沈周，長洲（今江蘇蘇州）人，明代中前期人士，字啟南，號石田、白石翁、玉田生、有竹居主人，是一代繪畫宗師，吳門畫派的創始人，與文徵明、唐寅、仇英並稱「明四家」。他活了八十二歲，是當時難得的壽星。沈周雖出身世家，但一生不應科舉、不入仕，專事詩文書畫創作，傳世畫作有〈廬山高圖〉、〈秋軒晤舊圖〉、〈滄州趣圖〉，著有《石田先生集》、《客座新聞》（筆記小說）等。

明代開始，寫實畫像之風漸興。沈周七十、八十歲的時候就多次邀請別人為自己作畫，作品應該不止一幅，不過流傳最廣、影響最深的是北京故宮博物院所藏的那件。

該幅畫大約作於沈周八十歲左右時，刻畫真實，體察精微，著色得當，生動表現了老年沈周精神矍鑠、仙風道骨的形象。畫中人物衣紋平直厚重，「烏巾赤舄（讀若系，指鞋子），袖手凝立」，面貌用筆輕重有致，鬚眉皓白，皺紋叢生，臉頰瘦削，但雙目炯炯有神，兩頤的老人斑賦色烘托得宜，是難得的肖像畫傑作。

沈周自題：「人謂眼差小，又說頤太窄。我自不能知，亦不知其失。面目何足較，但恐有失德。苟且八十年，今與死隔壁。」次年沈周又題：「似不似，真不真。紙上影，身外人。死生一夢，天地一塵。浮浮休休，吾懷自春。」

明代畫家中留下畫像的，不止沈周一個，時代稍後一點的徐渭也有，但那是中年模樣的徐渭。像沈周這樣將暮年形象毫無保留地留給後世，恐怕只有他一人。他力求真實，對畫作的要求也相當嚴格，連老化的細微特徵都不放過，細膩地用咖啡色赭石慢慢點出臉上的老人斑與皺紋。「眼差小，頤太窄」貌似是對自己相貌不盡如人意的自我批評，卻顯得無比豁達，「苟且八十年」一句未嘗不是對自己一生只會書畫詩文的自嘲，「今與死隔壁」又顯現出他超脫塵世、對自然規律順勢而為的灑脫。

據文獻記載，類似的沈周畫像當年還有不少。在對另一幅畫像的描述中，沈

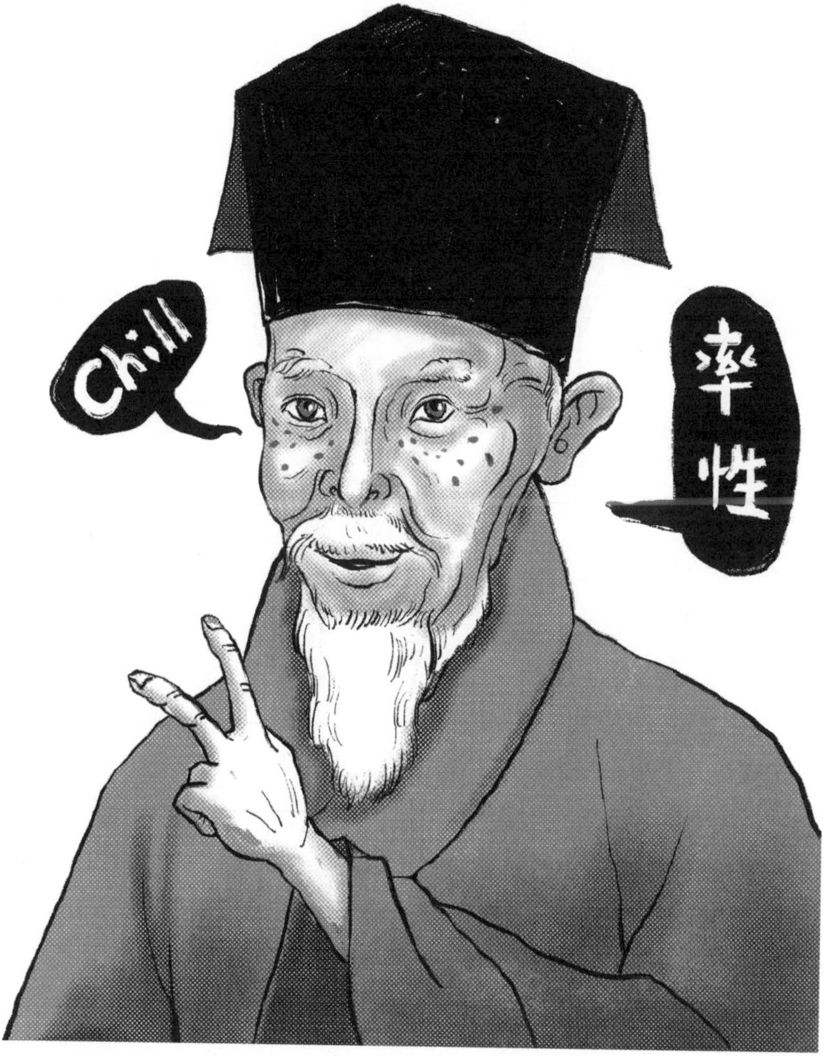
Chill
率性

周曾自題：「有云世節以余一日之長，不鄙不學，或相有問難，又過於愛，為貌陋容於此紙，尚期永藏之，百年後猶屋樑落月耳。」可惜，這幅作品沒有流傳下來，但僅僅憑藉上述故宮這一幅，我們就能對沈周的晚年形象與神韻過目不忘！

中國人能如此真實在器物或畫像上留下自己的容貌，其實很不容易，這種觀念的誕生也走過了漫長的歷程。

如果以富有藝術文化的古希臘代表西方的話，那麼有上下五千年歷史的中國無疑能代表東方。古希臘的哲學一直在探討人的價值所在，所以希臘的人體美呈現得很早、很自然、很成熟。有人甚至說，這是西方文化一開始就非常重視「人的價值」所致。

古代中國，「人的價值」相對不受重視，商、周時期的青銅器上幾乎看不到人的造型，此後儘管藝術品上出現人的頻率有所增加，但人物繪畫並非著重反映人的真實形象，更多的是追求飄逸的神似，甚至人物畫的地位遠遠低於文人山水畫。中國藝術家耽於表現山水，即使畫中有人，也以寫意的風格表現其精神存在而不重其寫實的形態。

之後的自畫像與肖像畫興起實與西方文化傳入有關，受西風影響，中國畫家

隋煬帝楊廣畫像

也開始注意人相貌的真實性以及軀體的存在感，才逐漸重視肌肉的表現、解剖與透視，注重明暗和光影。

自畫像是藝術家的心靈告白，由強調文化知識、意識形態和宗教信仰，進而開始強調人的地位，是人文主義的體現，是對人類價值重視的結果，是人類真正甦醒的表現。回顧西方美術歷程，許多大師幾乎都為後世留下了自畫像、自刻像。比如，拉斐爾在壁畫〈雅典學院〉中用達文西的容貌表現柏拉圖，他的自畫像則在畫作右側邊緣。達文西也很早就把自己的畫像獨立起來，把自己畫成了思考中的哲人形象。林布蘭以及梵谷都長期堅持畫出自己，敢於自我凝視，敢於表現自己，儘管他們都不帥。

相傳，隋煬帝非常英俊，他曾對著鏡子說：「多好的一顆頭顱啊！有沒有誰能砍下來呢？」不幸一語成讖。隋煬帝是表現欲望極強的人，也很有個性，喜歡率性而為，從他的政績可見一斑。他流傳下來的畫像也明顯比較寫實，比同時代的人物畫要真實許多，至於是不是真的很英俊就見仁見智。不過看得出，畫家似乎並沒有以「神聖」的角度誤導後人（感覺隋煬帝像是相貌平平的鄰家中年大叔），隋煬帝應該還是原來的模樣。可惜，這樣「真實坦誠」的人實在不見容於勝利者書寫的歷史、不見容於傳統儒家的思維，於是，他成了被極盡抹黑的歷史小丑。

去不去斑有學問

沈周年八十，皮膚長出褐斑，這是自然規律，一般人難以規避。

老年斑是老年色素性皮膚病中最常見的臨床表現，它是老年性色素（脂褐素）沉積在皮膚表面的結果，是皮膚衰老和人體老化最突出的特徵，也是中老年人皮膚或面部美容的大敵。老年斑會隨著人年齡的增長而增加、隨著衰老程度的加重而加深。在現代人看來這是美容和醫學問題，在明朝的沈周看來，不過是自然的歷程，生老病死他都看得很開，這些瑕疵簡直如同雲淡風清。

老年斑一般生長在衰老人體的面部、手背、胳膊、甚至內臟器官，其中以頭皮和面部顳、顴為主，數量不等，大小不均，形似卵圓，黃豆大小，多表現為棕黑色或棕褐色的扁平斑點或斑塊，一如沈周畫像中那樣。老年斑初起為毛孔周圍針頭大小，外觀呈淡黃色、淡褐色，為邊界清楚的扁平斑丘疹，並逐漸擴大直徑，成為圓形、橢圓形斑片，觸之質地柔軟，表面粗糙，常覆蓋有一層油膩性鱗屑，易剝除，但又能再生，之後顏色漸漸加深，最終呈深褐色或棕黑色的斑塊。除了影響容貌外，老年斑一般不影響身體健康，即使形成皮膚疣狀增生也極少發生惡性癌變。

老年斑常見於五十、六十歲之後的人士，它與中青年婦女常見的黃褐斑並非一回事。黃褐斑的色素主要是黑色素，患者大多數是四十五歲以下青壯年婦女，以三十歲左右的女性最多見。主要發生在面部，大多數呈對稱性、面積大小不等的片狀分布。黑色素主要沉積在表皮基底細胞層或真皮淺層，極少在內臟組織和細胞內。有一派理論認為這與日晒（紫外線照射）和女性內分泌系統紊亂有關。

隨著年齡增長，人體抗氧化的能力降低，使得體內氧自由基產生過多，它與脂質作用後，形成脂質過氧化物，在體內蓄積成脂褐素，這是老年斑形成的理論基礎。

長在臉上的老年斑並不影響性命安全，但如果脂褐素過多沉積在大腦之中，就有可能加速失智症的發展，導致老年癡呆。

老年斑只是整個人體生理變化在皮膚上的信號。因此，我們更應該關注人體其他臟器的衰老進程，而對老年斑治療也必須採取綜合措施，現代人不應單純用物理手段剔除皮膚斑點，更應該從根本上進行抗衰老預防。

首先，要建立健康的生活方式，養成良好的衛生習慣。不規律的作息、吸菸、酗酒、狂吃濫飲等都會嚴重傷害人體，加速衰老進程。所以，中老年人應特別注意生活規律、作息合理、睡眠充足，不抽菸，少飲酒，避免環境中一切有害因素的刺激。從沈周的經歷來看，他是非常恬淡、節制的文人，厭惡官場的煩擾，嚮往內心的靜謐，中年之後心態更趨平和，也沒有酗酒的惡習，縱情山水是他的愛好，而那時候，菸草還沒有傳入中國呢！

其次，保持良好的心態也是對抗衰老的重要一環。若是負面情緒較多，容易導致體內產生不良反應，使神經內分泌功能發生障礙，免疫功能下降，從而引發早衰。所以，中老年人應加強自我調控、自我解脫，保持好心情，使生理代謝的調控處於平衡穩定的狀態，沈周估計也做得不錯。可惜，人類的七情六欲難以掌控，悲哀、興奮、失落是無法避免的，沈周七十多歲時長子不幸去世，痛不欲生，白頭人送黑頭人，他有詩記載：

佚老餘生願，失子末路悲。

不幸衰颯年，數畸遭禍奇。
獨存朽無倚，如木去旁枝。
剩此破門戶，力疲嘆叵持。
屑屑衣食計，一一費心思。
思深氣血耗，痛痒引百肢。
多忘識慮淺，耳聵目兼眵。
一旦一身內，有此眾病滋。
所苦不敢訴，常畏老母知。
小孫蠢不學，次兒誕而癡。
後事不足觀，百憂無一怡。

其中的苦痛常人無法直接體會。

第三，抗衰老還需要搭配合理膳食。一是適當限制飲食，不要吃得過飽；二是堅持低脂、低糖、低鹽、高纖維素與維生素、合理微量元素、足量優質蛋白和熱量均衡的膳食原則，如少吃油炸食物，多吃新鮮果蔬。中醫認為，冬瓜能益氣耐老，常食可抗老美容。而現代醫學認為，黑芝麻、蓮子、核桃、藻類食品中的鋅、銅、錳等微量元素較多，抗氧化能力很強。不過這些現代理論，沈周是不可能知道的，哪怕知道，以他的性情，也不屑實踐和嚴格執行。

文人覺醒的標誌

無論如何，沈周畫像的出現，是一座里程碑。

明朝以前，人物畫主要被當成宣傳工具，被納入治國和輿論造勢的用途，只是在客觀上有利於人物畫的發展，在此風氣的左右下，畫家自覺或不自覺地承擔起社會教化的重任，人物畫成為教化民眾、棄惡揚善的工具，逼真度已不在首要考慮的範疇之內。直到明代中期以後，人本主義的意識興起，使得人物畫創作逐漸擺脫思想教化的桎梏，畫中的人物題材出現了表現性靈、抒發畫家自身情感、表述日常生活細節、捕捉有情趣的瞬間等內容，多方面因素的綜合下，尤其是忠於自我的完整表達，類似西方文藝復興時期強調「人的價值」，無形中改變著明代人物畫的整體面貌。

沈周一生的創作歷程以及人生經歷，都充分表現出他對教化、對繁文縟節、對政治的厭惡，他屬於「名利不如閒」的大名士，對世俗生活有難以割捨的感情，在生活中貫徹閒雅的精神追求，不為衣食米鹽所牽掛，不為塵囂所動心，安於詩畫，樂於獨處；亦有與賓朋觥籌交錯以忘其憂，完全在遊山玩水、治園修亭中獲得類似隱居的樂趣，隱居而不絕塵，隱居而不避世，世俗而不惡俗。這也是他如此看重自己的真實寫照——自畫像的原因。

除了工於畫作，沈周也擅長詩歌創作，他的作品大多通俗上口、質樸無華。比如晚年時，他以詩戒子：

銀燈剔盡謾咨嗟，富貴榮華有幾家？
白日難消頭上雪，黃金都是眼前花，
時來一似風行草，運退真如浪捲沙。
說與吾兒須努力，大家尋個好生涯。

如此不事雕飾、隨心隨性的人，他的畫像自然是最真實的呈現！因此，沈周的老年斑，恰恰是那一時代，古典文人開始集體覺醒的標誌。

人間無味——一代男神的臉腫了

納蘭性德，原名成德，一六五五—一六八五，滿洲正黃旗人，為康熙近侍，清代三大詞家之一。

貴冑出身、才氣縱橫卻天不假年

「昏鴉盡，小立恨因誰？急雪乍翻香閣絮，輕風吹到膽瓶梅。心字已成灰。」

這是清朝一代才子納蘭性德的詞作。

二十多歲時，納蘭性德的詞工已經名滿天下，其文風清新雋秀、哀婉動人。譬如這首著名的〈夢江南〉。

和一般文人不同，納蘭性德並非專業從事文學創作，也不是「文職人員」，相反地，他的本職工作帶有「武士」色彩——康熙皇帝的一等侍衛，曾多次陪同皇帝外出巡遊。當然，文人是他靈魂的本色，因此不管多麼路途遙遠、旅途艱辛，文學的情懷依然無法被繁瑣的雜務所澆滅。「山一程，水一程，身向榆關那畔行，夜深千帳燈。風一更，雪一更，聒碎鄉心夢不成，故園無此聲。」（〈長相思〉）這就是他在北方扈駕出巡中的名句。

納蘭性德，納蘭氏（又稱作那拉氏），字容若，號飲水、楞伽山人。滿洲正黃旗人，有著清朝宗室血統，是清朝著名詞人、學者。母親愛新覺羅氏，為阿濟格之女——阿濟格，也就是清太祖努爾哈赤第十二子、皇太極之弟，大清開國功臣。曾姑母又是努爾哈赤的妃子，再加上父親納蘭明珠歷任內務府總管、吏部尚書、武英殿大學士，權傾一時，種種複雜關係，使得他獲得康熙帝的信任，被留在身邊充任侍衛，並多次陪同出巡。

雖然生於鐘鳴鼎食之家，但納蘭性德的詞境淒清哀婉，多幽怨之情。這也許跟他的個人性格和文學取向有關，又或許與他的愛妻早逝、本人遲遲未能擺脫哀思有關。不少悼亡詞寫得相當情真意切。他自己在〈與梁藥亭書〉中就曾寫道：「僕少知操觚，即愛《花間》致語。」（觚，指木簡。操觚意謂執筆作文。）的確，從他的某些作品中，後人大致可看到一些《花間集》的味道。二十多歲時，納蘭性德自編詞集，名為《側帽詞》，收錄了不少得意的作品，之後委託好友顧貞觀在江浙一帶刊成《飲水詞》。

可惜，這樣一位才情豐富的文學青年，僅僅活了三十歲！

康熙二十四年夏天，納蘭性德一病不起，很快撒手人寰，留下繼妻和遺腹子，留下三百多首感人肺腑的詞作，也留下一個謎團：好端端的年輕人，怎麼就溘然長逝了呢？

遮掩不了的水腫，男神的真面目

納蘭性德的身體本來就不太健壯，充任康熙的侍衛，並非由於他武功有多麼高強，主要原因在於他的出身和皇室沾親帶故。

在清朝初年，滿洲武風尚能保持彪悍，八旗子弟能騎馬射箭、摔跤擊劍者不在少數，納蘭性德自己也會比劃幾下，但騎射功夫只是比一般漢人稍強而已，在心中，文學才是他的摯愛！

由於身分尊貴，納蘭性德十七歲進太學（國子監），但他並非紈綺子弟、不學無術，而是潛心學術和文藝，結果十八歲中舉，十九歲會試中試，這在不愁吃穿、無須拚命讀書找出路的旗人當中已經非常了不起，也看出他的漢化很深、文

納蘭性德畫像（二幅）

字功底相當不錯。然而，一場突如其來的「寒疾」，使他無法參加殿試，與進士失之交臂。直到三年後（康熙十五年），他才補考殿試，中了二甲第七名，終於獲賜進士出身，名正言順地取得高「學歷」。要知道，有清一代，滿人在考場上的成績是遠遠無法跟漢人相提並論的。

而寒疾，其實是中醫概念，大致指的是發熱、頭痛之類的感染疾病，多見的是感冒。關鍵時刻掉鍊子，看來納蘭性德的身子骨的確比較脆弱。

年輕早逝、纏綿多情、文采斐然，再加上有點弱不禁風，使人們總是把納蘭性德想像成柔弱俊美的男子。於是，不少影視作品順勢推舟，把後人的美好想像一再誇大，導致螢幕上的納蘭性德長得要嘛風流倜儻，要嘛氣宇軒昂，要嘛玉樹臨風，反正就是英俊瀟灑得無以復加——當然，按照現代人的標準，美男子的臉蛋一定要瘦瘦的，鼻子高高的，皮膚白白的。總之，絕對不能有一絲一毫發胖！

不過，真實的納蘭性德到底長什麼樣呢？

從傳世的畫像看，納蘭性德臉部略長，且有點過早向中年邁步的傾向——發胖；眼睛細長上翹，有點類似關公的丹鳳眼；鬍鬚不長不短，留成三縷，整齊地掛在嘴邊。乍一看，他有一點武士的威武，卻沒有文士的文雅細膩，很難想像，這就是滿腹詩文和兒女情長的詞匠。

清代人的工筆畫像，已經吸收了不少西方立體的肖像畫法，應該說跟真人很接近了，何況，納蘭性德不止一幅畫像傳世，而這些畫像的相似度都很高。筆者相信，真實的納蘭性德就是這個模樣，談不上有多麼俊俏，也看不出怎樣風流倜儻，總之相貌平平，如果苛刻一點，甚至覺得他的相貌跟「帥」字相距甚遠，這可能讓一些影視作品的粉絲大跌眼鏡、心都碎了。

沒辦法，「人生若只如初見」，人生終無兩全美。

筆者覺得，男人的內在氣質和深藏不露的內秀，比容貌上的所謂溫潤如玉、英俊瀟灑更加有持久的魅力！納蘭性德儘管不是美男子，但仍不妨礙我們稱呼他為一代男神。

可是，納蘭性德畢竟才活了三十歲而已，而畫像中的主人卻儼然是四十多歲的中年大叔，這到底怎麼啦？清朝的男人是不是衰老得特別快？會不會是滿人比漢人更容易顯得蒼老？

用現代醫學的專業眼光打量納蘭性德的肖像，尤其是臉部和眼瞼，筆者懷疑，他不是普通的年歲漸增導致發福，而是經常或長期患病，而且不是一般感冒

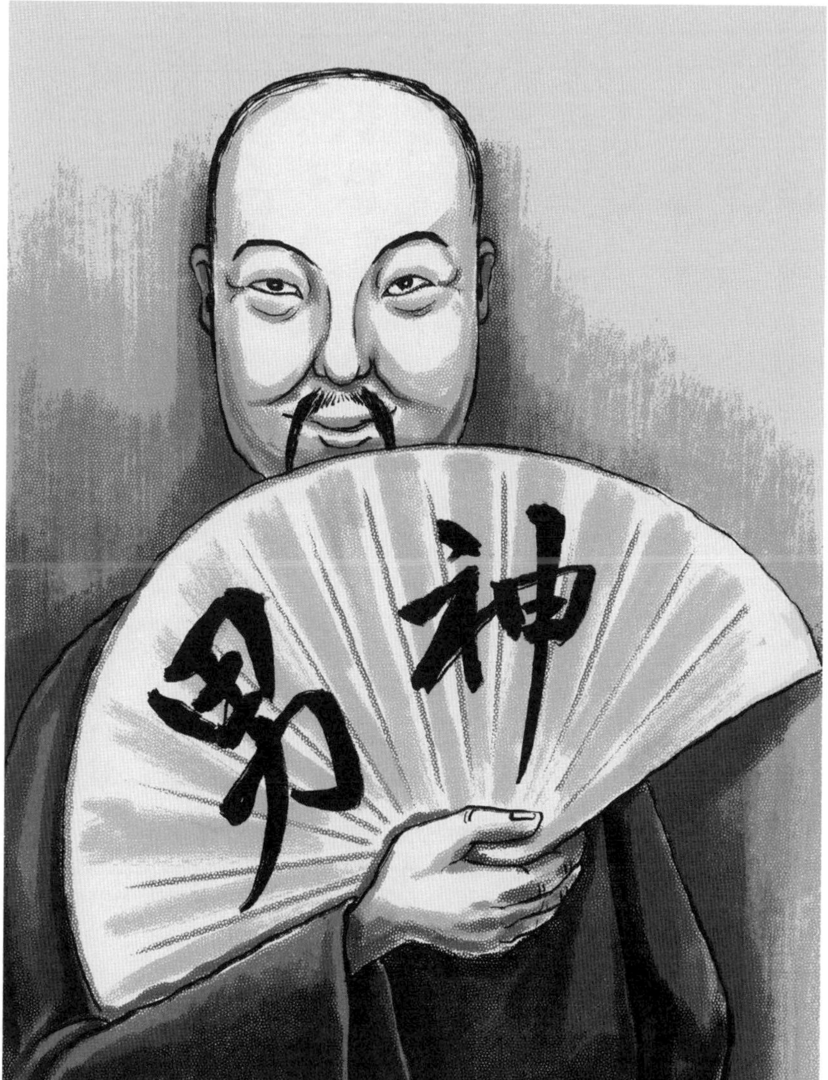
男神

發燒之類的小恙！

因為這種面相，醫者是不敢排除水腫的，尤其是眼瞼水腫。

隔空問診，三百年後的醫學推論

一看到水腫或浮腫，稍有醫學常識的人都會聯想到：營養不良、肝病，甚至心臟病。

作為高級侍衛和「高幹子弟」，生活條件優越的納蘭性德是不會吃不飽的，因此「營養不良」肯定不成立。至於肝病和心臟衰竭導致的浮腫，一般病患的身體情況比較糟糕，會出現全身浮腫，尤其是下肢的浮腫更明顯，有的人還會合併腹部腫脹（腹水），這樣的話，納蘭性德將無法繼續留在皇帝身邊。而且在當時的醫療條件下，這種慢性疾病無法自癒，傳統藥物也很難奏效，病情會逐漸加重，直至死亡。

不過，納蘭性德一直都在康熙身邊工作，按照史書記載，他平時無大病，只是在三十歲那年夏天某日約朋友喝酒後，又一次「寒疾」發作，七天後去世，像是病情來得過於迅猛。從畫像上看，納蘭性德也只是臉部、眼瞼浮腫，看不出身上、腿上有腫大的跡象。

會不會是腎臟的毛病導致浮腫呢？

腎臟是身體排出水分和毒素的主要器官，它由無數的腎小球組成，腎小球就是它的基本工作單位。當腎臟患病時，水分便不能正常排出體外而滯留在體內，稱為腎性水腫。水腫是腎臟疾病最常見的癥狀，輕者眼瞼和面部水腫，重者全身水腫或併有胸水、腹水。有些程度極輕的病患，甚至沒有明顯的浮腫，僅有體重增加，或在清晨眼瞼稍許腫脹。

腎性水腫原因一般分為兩類：其一是腎小球濾過率下降，而腎小管對水、鈉的再吸收作用尚好，從而導致水、鈉滯留，稱為「腎炎性水腫」，此種情況多見於腎炎。另一種原因是，由於腎的濾過率發生異常，導致大量白蛋白不正常流失，形成蛋白尿，而人體血漿蛋白過低則導致浮腫，這種叫「腎病性水腫」。後一種所造成的影響甚鉅，下肢水腫和腹水常常讓這些病患無法正常生活，更談不上工作謀生了，很容易臥病在床。

至於「腎炎性水腫」，病患的浮腫程度相對沒那麼嚴重，而且主要以顏面和眼瞼為主，早上起床特別容易出現癥狀，身體其他部位可能沒那麼明顯。由此，筆者聯想到「急性腎小球腎炎」的疾病。

急性腎小球腎炎病患常有血尿、蛋白尿、水腫和高血壓（由於過多液體蓄積而不能順利排出體外），常見於鏈球菌感染後，而其他細菌、病毒及寄生蟲感染亦可引起。有些學者認為這種疾病是由於人體的免疫反應過度劇烈，導致細菌這類抗原和刺激產生的抗體過多沉積在腎小球濾過膜，阻礙了液體的正常排出。納蘭性德生前屢屢飽受「寒疾」入侵，有可能就是這些免疫複合物過量堆積導致腎臟損傷。

納蘭性德會不會是一而再、再而三地患上急性腎小球腎炎？

不過，大多數急性腎小球腎炎屬於自限性疾病，也就是說可以自動痊癒，並不需要特殊治療，當然，如果不幸合併嚴重高血壓以及腎臟衰竭，這就必須嚴陣以待了。據調查，有六%到十八%的病患伴隨尿液異常或高血壓，並轉為慢性，他們的預後比較差，最壞的情況就是腎臟功能衰竭。

這種現代數據能否套到古代人身上呢？不得而知，畢竟古代的狀況只會比現代更糟糕。納蘭性德如果真的患病，他最有可能是服用中藥治療，而中藥成分複雜，不少原料還有損害肝、腎功能的副作用，這在古代是無法知曉的（古人並沒有抽血化驗的手段和現代醫學常識），當病情越治越複雜時，很多時候只能聽天由命了。

病魔強攻七日，竟傳出了陰謀論

相傳，一六八五年夏天，三十歲的納蘭性德與友人舉行了一次文酒詩會，以合歡花為題寫詞唱和。豈料第二天，納蘭性德就染上「寒疾」，一病不起，七日後逝世。

七天而亡，時間過於倉促，會不會是他殺？有人說是康熙皇帝妒忌納蘭性德的才學，故意把他害死，真的可能嗎？

皇帝妒忌臣下的才華並祭出殺手鐧的，歷史上似乎案例不少，不過很大一部分都是捕風捉影，或是後人刻意醜化。

最著名的莫過於隋煬帝妒殺薛道衡一事。當初，隋煬帝也號稱文采斐然，他的「寒鴉飛數點，流水繞孤村」是一時名句，頗讓他飄飄然。不料有個叫薛道衡的大臣，寫了一首〈昔昔鹽〉，其中「暗牖懸蛛網，空梁落燕泥」，讓當時許多文人激賞不已，風頭在文化界直接蓋過了隋煬帝。隋煬帝頓時妒火中燒，很快找到藉口把老薛殘忍殺害，臨刑前還噁心地問薛道衡：你還能作「空梁落燕泥」這樣的句子嗎？

眾所周知，隋煬帝是歷史上最被嚴重醜化抹黑的一代君王，這樣的故事真偽本就令人存疑，而此處移花接木到康熙身上就更是冤枉。

在《清史稿》中，納蘭性德是有傳的，但編者沒有寫下太多關於他的文學縱橫，卻花了不少文字描述了康熙對他的青睞和惋惜，尤其是納蘭性德生命的最後一段日子：「俄疾作，上（康熙）將出塞避暑，遣中官將御醫視疾，命以疾增減告。遽卒，年止三十一。嘗奉使塞外有所宣撫，卒後，受撫諸部款塞。上自行在遣中官祭告，其眷睞如是。」

又遣派御醫看病，又不斷關心病情，還特意安撫，甚至委派專人祭祀，可見康熙對納蘭性德非常不薄！

會不會是烈性傳染病襲擊呢？比如天花？

從當時的記載看，納蘭性德生病的時間內並無出現大規模瘟疫流行。如果有，這些人怕也不敢貿然聚會，或者會詳細記錄納蘭性德患有天花或痘疹，畢竟當時的人對天花非常敏感，也早已不陌生。然而即使是天花這樣的傳染病，一週之內致死也顯得過於迅猛，以順治、同治皇帝因天花去世為例，他們的病情也不止一週。況且，天花之類的傳染病好發在冬、春季節，夏、秋反而相對緩和。

納蘭性德是在夏天去世的。寒疾，前文說過，指的是發熱、畏寒和頭痛之類的疾病，以感染——尤其是呼吸道感染——為多見。這說明納蘭性德去世前存在感染的可能。

身為有過急性腎炎病史的病患，納蘭性德可能發作過不止一次，因為他屢屢被繪畫成浮腫的樣子。根據現代醫學判斷，他的病理分型可能比較複雜，預後欠佳，多次發作，很有可能引起血壓升高，腎功能逐步受損。既遭遇急性感染，再加上酒精刺激，肝臟可能隨之受到傷害，腎功能在短時間急劇下降，血壓也會明顯升高，嚴重加重病患的病情，甚至會誘發多器官功能衰竭，在當時的醫療條件下，這是致命的。

納蘭性德學富五車的才學和高貴的身分讓很多人豔羨，然而，納蘭性德自己卻很少活在快樂之中。一方面是因為愛妻盧氏早逝，他遲遲未能走出哀傷的漩渦，仍不時寫作悼亡詞抒發幽怨；另一方面，納蘭性德嚮往自由自在的生活，而扈從帝王的日子，漂浮不定，讓他從心底裡感到疲倦乃至厭惡。

山一程，水一程，身向榆關那畔行，夜深千帳燈。
風一更，雪一更，聒碎鄉心夢不成，故園無此聲。

分明是對蒼白的現實生活的哀嘆，他只能用詩詞打發無聊空虛的日子，也可以說是鬱鬱而終。

筆者在北京旅遊期間去過國子監參觀，這兒當年曾留下納蘭性德勤奮攻讀的身影，如今的參天古樹，大概也曾見過那位不太健壯的八旗少年在樹下埋頭苦讀還是吟詩作對吧？一牆之隔，便是孔廟，那些進士石碑上也可找到納蘭性德的姓名和籍貫，今人甚至在一側專立說明牌，介紹這位一代男神的生平。可見，納蘭性德的魅力穿越了三百年的時空，依舊用那些清麗通俗而又飽含深情的詩詞，打動著芸芸眾生。他，彷彿從未遠離人世。

傳說，納蘭性德逝世之日就是愛妻盧氏的忌日，這會是天意的巧合，還是後人善意的附會？

來張證件照——看明代官員的眼皮子

羅應斗，生卒年不詳，明朝中後期寧波人，萬曆丙戌年進士，官至大名府知府。

筆者曾在南京博物院中徜徉，走到古畫展區，忽然被一列古代人物畫像吸引住了。這是十二位明朝人，均有名有姓。

不過，除了儒生裝束的文學家、畫家徐渭（唯一的平民）之外，另外的人物似乎都默默無聞，只知道他們十一位都是明朝後期（萬曆至天啟）江浙地區的基層官員。畫中，他們一律頭戴襆頭形制的烏紗帽，身穿紅色盤領窄袖大袍，正面望著參觀者，神態平和，有幾位似乎略帶微笑。畫作明顯帶有西方當時流行的繪畫技巧，應該是文藝復興之後，西方寫實繪畫技術傳入中國，與中國傳統繪畫中西合璧、對接無痕的成果。畫作裡的主角生活在同一時期，大概是由一名或幾名技術相似的民間畫家所描繪，由於士大夫群體依然鍾情於傳統水墨中國畫的表達方式，對西方這類寫實畫嗤之以鼻，那些民間「通俗」畫家很難留下姓名，《明人十二肖像冊》的創作者因此消失在歷史中。

肖像畫僅顯示胸部以上的部分，儼然就是十一位官員的證件照。他們官階大致接近，但年齡層似乎跨度很大。從鬍鬚和皺紋上看，有的像是四十出頭，有的估計已年逾花甲。有的應該還算正值壯年，仕途上大有可為；有的明顯已經垂垂老矣，即將致仕（退休），甚至看起來健康狀態堪憂了。

其中一幅老人的肖像最吸引筆者注意。這是一名老官員，衣冠穿戴整齊，力求擺出正襟危坐的模樣，鬍鬚已經皓白，皺紋密布，老人斑的無情存在，再加上眼袋嚴重鬆弛，在在告訴我們，在古代，他的仕途乃至生命都行將結束了。

更令人驚訝的是，老人的右眼皮下垂著，提不起來，像是患著某種疾病。他走過怎樣的人生道路？他是怎樣一步步走上這個位置？他的晚年經歷過什麼？他的最終結局又是如何？他是不是得了病？

流傳四百年的陌生人是誰

這十一位明代官員雖不是名聞遐邇但也並非不見經傳，筆者眼前這位老態龍鍾的先生，名叫羅應斗。

羅應斗畫像

查閱史書發現，羅應斗，萬曆十四年（一五八六）丙戌科二甲進士，授工部主事，官至知府。具體生卒年不詳。他有什麼專長和特殊經歷、有什麼政績，這些都已經湮沒於史海中了。

《萬曆野獲編．卷一．君相異稟》補充了他的一點事跡：「有丙戌進士，浙人羅應斗者，素強壯無疾，但每坐堂皇，輒眩暈欲死。初，起部郎陸郡守，謝事歸。後再起，病如前，甫抵任即去。此蓋福薄使然。」

從這些零星歷史記載看來，這位老先生患有「眩暈」症，尤其是在處理公務的時候，不時發作，苦不堪言，導致他無法視事。辭職休養一段時間，羅先生再度為官，無奈眩暈又發，難以繼續勝任工作，不得不離職而去。同時代的人認為他實在太沒福氣了，那麼辛苦從科舉考場中一步步走來，直至脫穎而出，進入國家的公務員系統，好不容易能當上管理者角色，哪怕沒機會名垂青史，也能保證衣食無憂，不料由於健康原因數次掛冠而去，實在太可惜了！

畢竟，健康比錢財、權力和名望都重要得多啊！

回頭來看，知府羅應斗右側眼皮下垂會是什麼病導致？和眩暈有關係嗎？

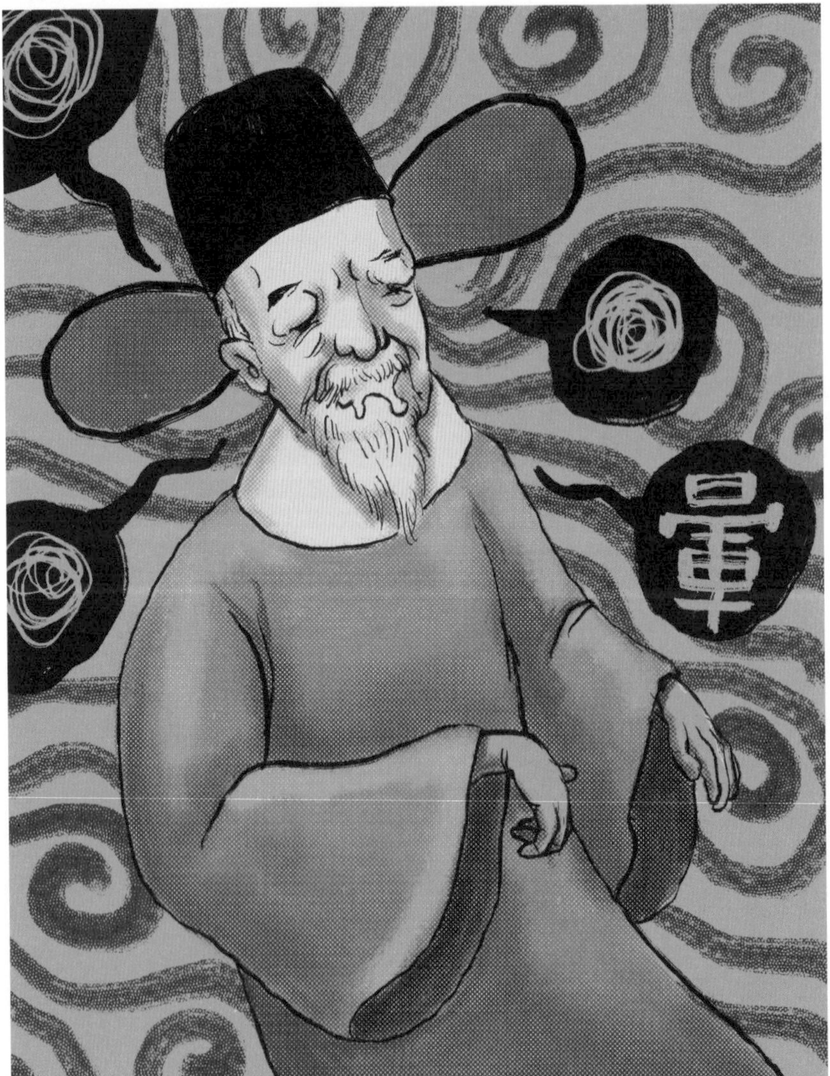
暈

區區眼皮，下垂就出大事

眼皮下垂，常見於「重症肌無力」的疾病。單側眼瞼下垂就是重症肌無力的典型表現。今日從電子顯微鏡下分析，病理學家發現這是因為神經—肌肉細胞接觸處乙醯膽鹼受體減少，出現活動指令傳遞障礙，導致肌肉活動不靈。這類疾病的病程呈慢性遷延性，時而緩解時而惡化，很難根治。主要發病特徵就是局部或全身橫紋肌在活動的時候容易產生疲勞無力，經過休息後雖可以得到緩解，但加劇活動後，該肌肉會加速疲勞，也可能會波及到氣管、心肌與平滑肌，表現出相應的內臟症狀。

據研究，以眼瞼下垂為首發症狀者高達七十三%，這可見於任何年齡。早期症狀表現多為一側眼瞼下垂，晚期就是雙眼瞼下垂，還有不少病患一側的眼皮瞪上去時，另一側的眼皮又垂了下來，即出現左右眼瞼交替下垂現象。早上起床時，症狀還不明顯，越到下午和黃昏，症狀就越明顯，此種現象稱之為「晨輕暮重」。知府羅應斗在接受畫家描繪時，也許正好在中午或下午，無法掩飾，於是被忠實記錄下來，留下一份典型的古代病患病容。

此外，有些病患表現為全身無力。他們從外表看，似乎一切正常，但是他們常常覺得渾身乏力，抬不起肩膀，也提不起手，蹲下去就站不起來，甚至連洗臉和梳頭的簡單動作都要別人來幫忙。

特別嚴重的病患，由於支配呼吸和吞嚥的神經肌肉受到影響，有可能在飲食時容易誤入氣管，發生嗆咳，非常痛苦；或是出現呼吸困難，甚至窒息而死。

不過，重症肌無力的病患較少直接合併頭暈、暈厥或眩暈等毛病，從這一點看，羅應斗是否真患了重症肌無力，值得商榷。

其實，重症肌無力是「肌源性上瞼下垂」的常見病因，臨床上還有一類「神經源性上瞼下垂」則是神經支配缺損所導致。

大腦之內有多對神經，若是第III顱神經受損導致動眼神經麻痹，也會引起一側眼瞼下垂。炎症、感染、中風、外傷都可能導致顱神經受損。最常受損的是第III、IV、V、VI、VII對顱神經，可引起相應的神經麻痺癥狀，如視力下降、視物成雙、眼瞼下垂、面部麻木、口眼歪斜、口角流涎、聽力下降、吞嚥困難、飲水嗆咳、發音異常等等。

羅應斗經常眩暈發作，也許正好跟顱內病變（中樞性眩暈）有關。眩暈，以頭暈、眼花、空間定位出現障礙為主要臨床表現，其輕者閉目可止，重者如坐車船，旋轉不定，不能站立，或伴有噁心、嘔吐、冒汗、面色蒼白等症狀。

若是前庭神經核、腦幹、小腦和大腦顳葉病變引起的眩暈，程度相對較輕，但持續時間長，會出現旋轉性或向一側運動感，閉目後可減輕。這類病患如果同時合併顱神經受損，導致眼瞼下垂，也在情理之中。

由此可見，年邁的知府羅應斗很有可能腦內存在病變（從年齡上看，中風的機會最大），才導致反覆眩暈和一側眼瞼下垂。這種情況，在古代是無法根治的，也直接妨礙了他的行政工作，再加上年老，精力和體力大為不濟，退出官場是理智的選擇。

病魔纏身就是不讓人當官

我們無從知道羅應斗一生的具體情況，但結合明朝歷史以及那些簡介，他人生的大致輪廓還是隱約可見。

大約在隆慶年間或萬曆初年，浙江人羅應斗便和大多數學子一樣，開始了漫長的科舉賽跑，目標只有一個——當國家公務員！

明代科舉考試的形式主要還是沿用唐、宋的方式，只不過考試的範圍有一定局限性：官方專取四書及《易》、《書》、《詩》、《春秋》、《禮記》五經命題取士。莘莘學子只要學好這幾門課後，就可以參加考試了。

不過，此時答題的方式有了嚴格的限制，特別強調語句排偶，這種類型的文章就是大名鼎鼎的八股文。許多考生為了追求排偶效果，放棄了文章的內容，導致試卷廢話連篇，重形式而少實際意義。明朝興起的八股文風氣也為後來清朝的選拔人才開了很壞的頭，導致「八股文」在今天幾乎成了貶義詞。羅應斗大概很早就學習適應這一切了。

由於在當地學習成績優秀，羅應斗參加童生考試，經過縣試、府試、院試，他擁有了一個正式讀書人的身分——秀才。

在考中秀才之後，羅應斗參加三年一次的「秋闈」（也叫鄉試），這相當於省級的大型考試，通過的人才可以參加更進一步的會試。很多人一輩子只到達秀才階段，便再無晉升的能力、機會和運氣了；也有很多人光是鄉試就考了很多次，屢敗屢戰，屢戰屢敗，直到鬚髮皆白。羅應斗一路過五關斬六將，估計考了兩三次才晉級。

會試是在鄉試後的次年舉行，同樣也是三年一次，考試時間是在二月，因此也被稱之為「春闈」。考試採用三天考一場，連考三場的方式進行，通過考試的舉人，被稱為貢士。

江浙地區有重學傳統，士子文人尤其多，學風居全國之冠，羅應斗在這一帶成長，得天獨厚。又經過許多年學業上的磨礪，終於，萬曆十四年，羅應斗有幸參加了殿試。殿試是皇帝親自主持的考試活動，考試的內容不光是學問，還要綜合其他方面，甚至連貢士的相貌也是能否考中的重要參考標準。那時的羅應斗年紀並不大，相貌還算堂堂，他言談得體，神態自若，信心十足，回答令考官頻頻點頭。

果然，他順利考中了殿試，成為進士，而且取得前二甲的名次（考試只錄取前三甲的考生）。可見羅應斗不但學習能力出眾，且韌性十足、鍥而不捨，綜合條件應該也很不錯。那一刻，他覺得自己總算光宗耀祖，可以像唐人孟郊那樣「春風得意馬蹄疾，一日看盡長安花」了。

一甲的前三名就是家喻戶曉的狀元、榜眼、探花，羅應斗還沒有這樣的福氣。二甲和三甲的第一名則被稱為傳臚。大部分進士會按照考試成績的名次，從庶吉士（國家級幹部的候補人員）開始，依次委派，一直到被分配到地方基層任職（如知縣）。

經過官場上長期的摸爬滾打，羅應斗明白到書本裡的知識僅僅是自己進入這個系統的敲門磚，很多東西只有在官場上才能學到，而且要從頭學起。因此，他謹小慎微、如履薄冰地過日子，而且盡最大的努力成為廉潔而有口碑的好官員（歷史編寫者對他的評價不差，否則不會對他離職後發出惋惜感慨）。又經過許多年之後，他官至知府，成為了從四品的官員（中高級官僚），相當於現在中國地級市的一把手（市長兼市委書記）職務。此時，他很可能已接近花甲之年，精力日衰。人生最有奮鬥精神和魄力的時候，時間往往就浪費在無盡的、拖沓的人事，以及繁瑣無聊的公務流程上。

幾年後，羅應斗垂垂老矣，體弱多病，連普通工作都難以承擔了。紅塵，或許早已看破，離開官場，未嘗不是明智的選擇，這麼多年的經歷，為官的正反兩面，羅應斗應該心知肚明，當年書本上的聖賢之道，也許只是遙不可及的豐滿理想，現實是殘酷的骨感。

大明王朝的頹勢日漸明顯，好像一艘千瘡百孔的破船，正駛向不知目的地的遠方。作為帝國航船上的一顆釘子，羅應斗有心無力。體制的問題？個人的問題？皇帝的問題？治國方略的問題？天意所致的問題？他無法回答。朝廷的派系鬥爭波及地方，更是讓他心驚肉跳。只有明哲保身、離開是非之地，才是善終的唯一方式。

肉體上的病痛或許次要，折磨他的是精神上的苦痛。

掛冠而去的那一刻，羅應斗的病情想必會有所好轉。他回鄉安度晚年，從此消失在明朝的歷史中。

似與不似之間——大頭和尚，你病了嗎？

〈潑墨仙人圖〉，南宋梁楷所畫。圖中仙人眉、眼、鼻、嘴擠成一堆，額頭卻很寬大，占去臉部三分之二的面積。形貌雖異於常人，但可能是有所根據。梁楷自號「梁瘋子」，開創水墨寫意畫法的新局面，〈潑墨仙人圖〉即為其代表作。

梁瘋子的傳世傑作

去過臺北故宮博物院參觀的朋友，可能見過一幅名為〈潑墨仙人圖〉的傳世古畫，這幅名畫創作於南宋時期，距今已有八百多年歷史了。

畫的作者是誰？

對中國繪畫史有所瞭解的朋友想必對「梁楷」之名並不陌生。

梁楷，南宋畫家，書院派大家，祖籍東平（今屬山東），居錢塘（今浙江杭州）。師從賈師古。嘉泰（一二〇一—一二〇四）時為畫院待詔，其創作的〈放

梁楷〈潑墨仙人圖〉

牛歸馬圖〉被當朝皇帝宋寧宗趙擴大加讚賞，並賜佩金帶。這等殊榮足以讓其他畫家眼紅不已，然而相傳梁楷拒絕接受御賜金帶，將它掛在皇家畫院的柱上，飄然去朝，其對功名利祿視若糞土，可見一斑。

梁楷思路十分敏捷，畫作風格飄逸，畫路寬闊，人物、花鳥、山水、舟車、釋道、鬼神，無一不能，「院人見其精妙之筆，無不敬伏」。

畫家的畫風往往與其性格有著契合之處，梁楷也如此，他後期越發顯得桀驁不馴、豪放不羈，「敝屣尊榮，一杯在手，笑傲王侯」。為人不拘小節，自得其樂，且任性高傲，在藝術上有自己的見解，不肯隨波逐流，人贈「梁瘋子」稱號。

美術史家認為，梁楷有兩種幾乎截然不同的風格：一種是「細筆」，取法吳道子、李公麟，衣褶用尖筆創作，細長撇捺，轉折勁利，稱「折蘆描」；另一種是「減筆」，繼承五代石恪，寥寥數筆橫掃，墨色淋漓灑脫。梁楷在南宋繪畫領域開闢了新天地，開創了人物水墨畫之先河，也使寫意繪畫方式與禪宗繪畫題材得到了絕佳結合。

在梁楷的人物畫中，〈潑墨仙人圖〉是無可爭議的代表作。他栩栩如生刻畫了酣飲之後步伐蹣跚的僧人形象：隆起的前額和略帶堅毅的下頜，依稀可辨的眉眼口鼻巧妙擠在頭部下方狹小的部位，顯得古怪而滑稽；淡淡的絡腮鬍子格外生動，稀疏撩亂的頭髮長得也與眾不同，頗有神仙之趣。清代乾隆皇帝在題款中寫道：

地行不識名和姓，大似高陽一酒徒。
應是瑤臺仙宴罷，淋漓襟袖尚模糊。

這首題詩雖未必非常高妙，但符合畫意。有人說，從梁楷的筆觸可以推知他是乘興瞬間激昂舞筆，一氣呵成，用腕的靈活頗類書法家作草書時的情狀，透著一股奇崛之氣。

又有人把梁楷的特技稱為「墨戲」，特點在於用十分粗獷的筆法與濃淡有別的墨色，以寥寥幾筆表現出人物衣服的褶皺、層次，十分傳神，據說與近代西洋畫中的抽象畫，甚至現代漫畫頗為相似。

梁楷喜好飲酒，酒後作畫則更為傳神，其友釋居簡說：「梁楷惜墨如惜金，醉來亦復成淋漓。」梁楷自身的豪放態度激發其勾勒了這些畫作中的人物，也造就了其「墨戲」之神韻。

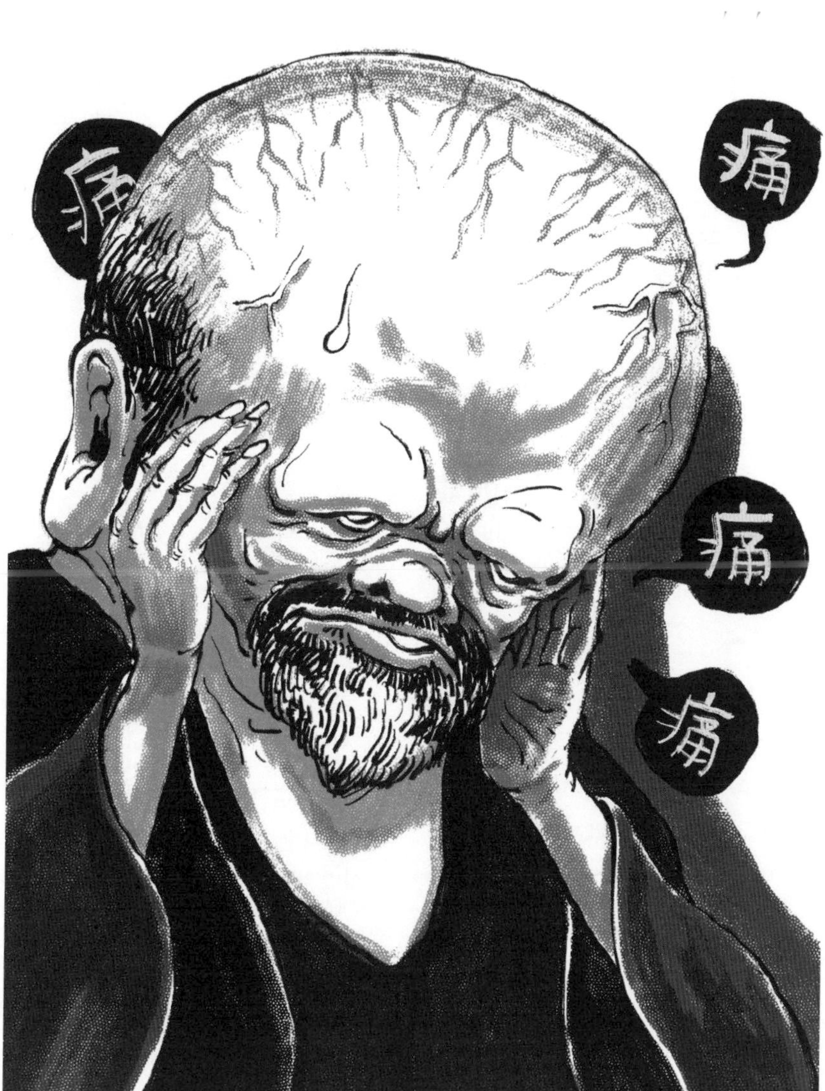
痛
痛
痛
痛

真有人長成這樣嗎

早在唐代時期，隨著經濟、文化的發展，宗教——尤其是佛教——很是盛行，因而宗教畫在人物畫之中大行其道。唐代的人物畫健碩豐腴，畜獸畫富麗精工，山水畫則金碧輝煌；而到了宋代，宗教畫顯出素雅之風，更加接近百姓。梁楷的許多作品都帶有一定程度的宗教意味，然而，與當時流行的宗教畫風格不同的是，梁楷的作品由於用「墨戲」來表達，因而呈現出了濃厚的風俗畫特點，頗有人間氣息和世俗氣味，獨樹一幟。

〈潑墨仙人圖〉就是一幅宗教畫，然而梁楷用墨色較重的手筆描繪出仙僧的寬肩厚背，用較淺的大片墨色塗抹出仙人的飄逸衣飾，卻又顯得層次十分鮮明。而在仙人面目的刻畫中，梁楷卻用簡單而不乏精緻的筆觸，細膩勾勒出眼神、表情。整幅畫作顯得飄逸而靈動，風趣而又極平易近人，與當時傳統宗教畫的華麗、纖美、繁複之風有著極大差別，因而給人耳目一新的感覺。

有前人這樣評論梁楷：

畫法始從梁楷變，觀圖猶喜墨如新。
古來人物為高品，滿眼煙雲筆底春。

大家風範、氣勢磅礡的力量，躍然紙上。

仔細看這幅畫：仙僧的造型不僅是吸引鑑賞者注意力的中心，也是氣韻生動的緣起。刻意誇張的碩大頭額，占據了極大的身體比例，甚至壓迫了大部分面孔，五官統統擠在一起，縮成一小團，扁鼻撇嘴，垂眉細眼，既顯得醉態可掬，卻又詼諧滑稽，神情十分逗趣。他袒胸露懷，寬衣大肚，一副步履蹣跚、醉意朦朧的樣子，嘴角正露出一絲神祕的微笑，一雙小眼半睜半閉、似譏似諷，彷彿看透了世間一切。他聳肩縮頸，衣袂飄飄，腳步雖踉蹌卻充滿自信，流露出一副有恃無恐、蔑視一切的樣子，這正是形與神的完美結合。

也許，梁楷所畫的「仙人」正是他自己的精神寫照。

齊白石先生曾對繪畫有這樣的評價：好的作品，「妙在似與不似之間」。

對大多數人來說，這幅作品最令其過目不忘的，是大頭和尚那滑稽而奇異的五官。那麼，世間真有長成潑墨仙人這樣五官被擠壓在一起的人嗎？

早逝的小學女同學

梁楷的畫作，和大多數中國古畫一樣，都是重視寫意的作品，寫實程度不是畫家的第一追求。不過，既然藝術源於生活，那它在插上畫家想像的翅膀之前，必然有一番生活的真實提煉，或提示。

或許，梁楷正是見過類似樣貌的人，從而觸發了靈感，拿起畫筆一揮而就。遺憾的是，這些生活中存在的原型，卻並非什麼仙人，他們幾乎一生下來就被視為異類，而且很多都難以健康成長，甚至早夭。因為，頭大而五官相對縮小的容貌特徵，經常出現在腦積水病患身上。

腦裡面會有「水」嗎？有的，正確來說，那是腦脊液。

腦脊液是充滿於腦室系統、脊髓中央管和蛛網膜下隙內的無色透明液體，屬無功能細胞外液，內含無機離子、葡萄糖和少量蛋白，細胞很少，主要為單核細胞和淋巴細胞，其功能相當於外周組織中的淋巴，對中樞神經系統有緩衝、保護、滋養、運輸代謝產物以及維持正常顱內壓的作用。腦脊液總量在成年人約一百五十毫升，產生的速率為每分鐘〇．三毫升，日分泌量四百至五百毫升，處於不斷產生、循環和回流的平衡狀態。

腦脊液循環通路受阻，會導致腦脊液排泄不暢、過度聚集，便出現腦積水。病因有先天畸形、後天感染（如化膿性腦膜炎、結核性腦膜炎、腦室炎）、顱腦外傷或出血、顱內腫瘤等等。

頭圍增大是嬰幼兒腦積水的重要表現。此時由於顱骨的骨縫沒有閉合，若腦脊液不斷產生，嬰兒出生後數週到數月內頭顱會急劇增大，前囟也隨之擴大和膨隆。頭顱與軀幹的生長比例失調，如頭顱過大、過重而垂落在胸前，頭顱與臉面不相稱，顯得頭大面小，前額凸出，下頷尖細；若是顱骨較薄，同時還會伴有淺靜脈怒張，頭皮出現光澤的情形。嬰兒期顱內壓力增高的主要表現是嘔吐，由於嬰兒尚不會說話，他們常以抓頭、搖頭、哭叫等表示頭部的不適和疼痛，病情加重時可能出現嗜睡或昏睡。成年人也會出現腦積水，但由於顱骨骨縫已經閉合，而且顱骨生長發育定型了，因此液體聚集再多也不會讓顱骨擴展、使頭部增大，卻會造成對顱內神經和大腦的壓迫，因此便出現頭痛欲裂、神經系統功能受損的病症。

有些慢性腦積水的嬰幼兒能活到上學的年齡，但如果病根不除，病情還是會逐漸加重。這些病患以慢性顱內壓增高為主要臨床特徵，可能出現雙側顳部或全顱疼痛，以及噁心、嘔吐等，視神經乳頭水腫或視神經萎縮，從而導致視力衰退，智力發育甚至會出現障礙，運動能力也會受到不良影響。

從腦外科的角度看，透過手術解除腦脊液循環受阻的因素，才是根治腦積水的辦法，不過由於種種原因，並非所有人都有機會接受治療。

筆者有一位小學同學就是慢性腦積水病患，現在回憶起來，她腦袋與五官的比例就不太正常。不過小學三年級之前，她的學習與生活似乎沒有受到太大影響，有些科目的考試成績還不錯，那時候她坐在我後面，我們關係融洽，有時還一起玩遊戲。但是，從四年級開始，她的學習成績明顯跟不上了，當時我們都以為她只是智力不太發達而已，但在其他女孩子紛紛明顯長高的時候，她卻原地踏步。那時候，還沒有同學意識到她其實是慢性病患者。

小學五年級的某一天，我忽然發現她沒來上學，初始時，我們都認為只是一般的病假罷了。可是，她卻一直沒有再出現，消失了很長時間，大夥都覺得她可能是學習跟不上，輟學了，她的座位從此空空如也，連書本都被收拾走。直到有一天，我看到她的桌椅擺著焚燒的香燭，才明白發生了什麼事。一種不安的恐懼開始在同學中蔓延，可我們都不敢公開議論，也不敢問老師。幾位和她相熟的女同學，圍著她的座位，哭泣抽噎……。

很多年後，我依然懷念這位早逝的陳姓同學。她不漂亮，卻很是善良；她沒有拔尖的智力，卻做事實實在在。她是我的同窗中第一個離開人間的，也許，她在另一個世界，在天國，真的成仙了。

願她永遠沒有憂傷，沒有痛苦。

二號門診

任何時代都需要減重門診

英年早逝——是好皇帝卻是胖天子

明宣宗朱瞻基，一三九九－一四三五，明仁宗朱高熾嫡長子，明朝第五位皇帝，年號「宣德」。在位期間，承繼其父，創造了「仁宣之治」。

被詛咒的短命皇族

中國歷史上追求長生不老的帝王很多，但福輕命薄的更多，更不乏暴病而亡者。不過，在明代前中期的一系列帝王中，筆者發現了一則很奇怪的規律。

除去下落不明的建文帝、上吊自殺的崇禎帝，整個大明王朝最長壽的只有活到古稀的開國皇帝太祖朱元璋和年逾花甲的成祖朱棣，其他人都活不過六十歲。壽命算長一點的，是年近六十而亡的嘉靖朱厚熜、萬曆朱翊鈞祖孫，其次是四十七歲去世的著名胖子仁宗朱高熾，剩下的基本上都在四十歲前病故。

更奇怪的是，自從在位十個月就溘然長逝的明仁宗（朱棣長子）去世之後，

明宣宗朱瞻基畫像

後續的短命皇帝就出了好多代！整個皇族像是中了惡魔的詛咒似的：仁宗長子宣宗（宣德帝）朱瞻基，享年三十七歲。宣宗長子英宗朱祁鎮，享年居然也是三十七歲！宣宗次子代宗（景泰帝）朱祁鈺，只活了二十九歲，當然，他的死因比較隱晦，正史記載是病故，但也有傳聞認為是死於英宗復辟後下的毒手。英宗長子憲宗（成化帝）朱見深，差三個月便滿四十週歲，卻撒手人寰。之後是孝宗（弘治帝）朱祐樘，三十五歲。接著是武宗（正德帝）朱厚照，三十歲還不到。之後，由於武宗無子，這一皇脈就斷了，繼位的是武宗的堂弟世宗（嘉靖帝）朱厚熜。

明代帝王的畫像向來廣為流傳，雖然美化的地方太多，說不上完全可信，但基本輪廓應該是對的。且古人對肥胖並不很介意，因此，很多帝王畫像都能照搬臉上和滿身的肥肉。

我們來看看宣宗朱瞻基的肖像，他的鬍子非常濃密、漂亮，威風凜凜，有爺爺朱棣的君王風範，可是，他的雙臉頰贅肉橫生，略顯臃腫，另外一些傳世畫像把整個身軀都畫上，也看得出此人是不折不扣的胖大漢。他才享年三十七歲，如果活到四十、五十歲，難以想像會胖到什麼程度！

據記載，宣宗的父親仁宗皇帝肥胖得需要兩位宦官攙扶才能走路，這種可怕的程度，不用看畫像都能想像。宣宗的兒子英宗、孫子憲宗，雖然歷史記載沒有提及肥胖，但從傳世畫像看，臉龐豐滿，身材也是偏胖，即使不算患有肥胖症，也是體重超標。在筆者先前著作，已經論述過仁宗死於心腦血管疾病、代謝症候群等的可能性，也懷疑過英宗死於胰腺癌、憲宗死於「情志之傷」，而宣宗呢？他會由於什麼疾病而一病不起呢？這疾病跟肥胖有關係嗎？

父母胖，孩子也胖

宣宗朱瞻基是明代少數有作為的皇帝，幼年就深受祖父朱棣與父親朱高熾的喜愛與賞識，從小被重點培養。繼位伊始，他就平定了叔叔漢王朱高煦的反叛。次年，他聽從閣臣楊士奇、楊榮等建議，停止用兵交趾（今越南），減少軍費開支。他還重視整頓吏治和財政，繼續實行仁宗緩和社會矛盾的措施，文治武功頗有一番建樹。在位期間，文武百官人才濟濟。明代的經濟得到空前發展，宣宗與其父親的統治加在一起雖只有短短十一年，但卻被史學家稱之為「功績堪比文景」，史稱「仁宣之治」。宣宗也是傑出的書畫家，史稱「點墨寫生，遂與宣和

明仁宗朱高熾畫像

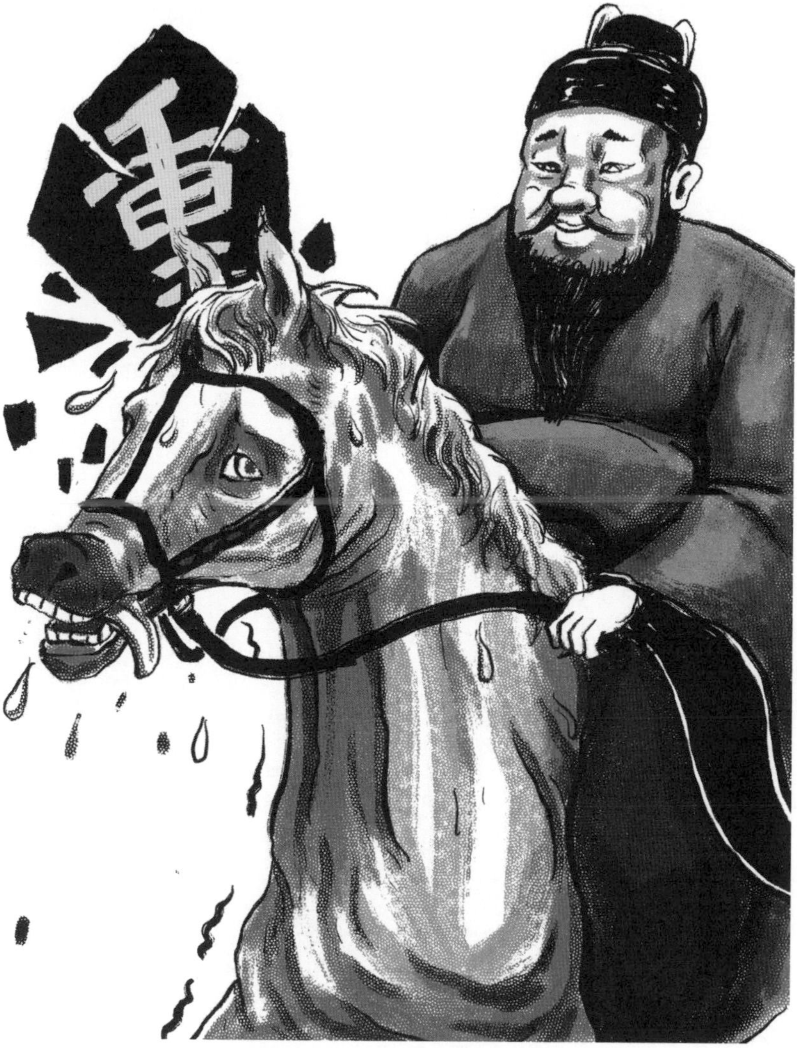
重

（宋徽宗）爭勝」，工繪事，山水、人物、走獸、花鳥、草蟲均佳；書法則能「於圓熟之外見遒勁」。

不過，宣宗更酷愛遊樂，明代的傳世畫作中就有他參與打球（捶丸）、騎馬、射獵、投壺等活動的「繁忙」身影。最著名者莫過於他有著「促織天子」之名，即愛玩鬥蟋蟀。為了迎合皇帝這一特殊愛好，官吏層層索取，勞民傷財，有的人因此傾家蕩產，鬧得民怨沸騰，這不得不說是這位帝王的歷史汙點。

在那些遊樂圖之中，宣宗發福的身子總是那麼搶眼，這是否是父親的肥胖基因在作怪呢？

現實生活中，我們常會看到一種普遍現象——父母親長得肥胖，家裡小孩十之八九也會是胖子。這就是遺傳性肥胖症，主要指遺傳物質（染色體、基因、DNA）帶有肥胖傾向，從而導致家族性肥胖的發生。

曾有調查研究發現，如果父母體重正常，其子女肥胖的機率只有十％；如果父母之一肥胖，其子女肥胖的機率約為五十％；如果父母均為肥胖，其子女肥胖的機率超七十％！

仔細分析DNA的組成，有人提出了「節約基因」的理論。該理論認為，在遠古時代，人類的祖先因為食物匱乏，經常有一頓沒一頓，也沒有掌握儲存食物的方法，所以當獲得食物的時候，就會像獅子、老虎和狼一樣，放開肚皮、大快朵頤，盡量把食物填塞到肚子裡。而身體為了不浪費這些源於食物的能量，會將超過身體需要的部分能量，通過「節約基因」轉化為脂肪儲存在身體內充當後備，俾以在沒有食物的時候，利用儲存的能量多支撐一段時間，渡過難關。人類就是這樣經過了幾十萬到數百萬年的進化，才得到這個本領。

但是隨著人類文明露出曙光之後，食物豐富、營養過剩就會成為一些特權階級的必然。他們不需要辛苦奔波，更無須為衣食操心，甚至更多是過著飯來張口、衣來伸手的生活，運動量普遍減少，這時候「節約基因」便完全是在幫倒忙，因為它們還在不停為這些人轉化出多餘的脂肪，慢慢地就造成了肥胖症。

還有一種理論認為，人類本來就存在稱作「瘦素」的蛋白質，這是一種激素，能抑制食欲和促進能量消耗、脂肪合成，但某個基因出現突變後，導致瘦素合成減少或瘦素敏感性降低。於是，身體裡的脂肪和能量便肆無忌憚地積累起來，而食欲也不知節制地增加，由此造成惡性循環，引起異常肥胖。

染色體、基因、DNA，這些遺傳物質都是可以通過父母直接傳給後代的，而宣宗，不管是體型還是習慣，都和父親都有不少相似之處。《朝鮮世宗實錄》曾記載：「洪熙皇帝（仁宗）及今（宣宗）皇帝，皆好戲事。」又說：「洪熙沉於酒色，聽政無時，百官莫知早暮。今皇帝燕於宮中，長作雜戲。永樂皇帝雖有失節之事，然勤於聽政，有威可畏。」朝鮮人在背後批評宣宗：「意以今皇帝為不足矣。」

明朝自己的史書往往為尊者諱，而朝鮮人的史書則可以「口無遮攔」、「自由發揮」，也帶來了更豐富的史料價值，為全面瞭解中國古代帝王提供了有用的線索。按照上述說法，宣宗和他父親都喜歡看戲享樂，而宣宗還特別喜歡在宮中大排筵席，豐盛的宴會自然有大量山珍海味。隨著經濟形勢好轉，在美食佳餚面前，宣宗早已忘記了太爺爺朱元璋的勤儉節約教誨，放縱起自己的肚皮了。

如此這般，有了超級肥胖的爸爸，有了致胖基因，再加上身為九五至尊，古代又沒有節食減肥、以苗條為美的意識，宣宗哪怕是一代明君，也無法在私生活方面堅守住節操了，身子焉能不胖？至於他那些打球（明代捶丸運動是宣宗的嗜好，類似高爾夫球運動）、騎馬，都是運動量相對較少的娛樂活動，對消耗脂肪幫助不大。

話說回來，宣宗的肥胖無法直接導致死亡，究竟是什麼奪走了他三十七歲的生命？

肥胖，潛伏的殺手

關於宣宗的最後時光，史書記載相當簡略，沒有提供症狀，很多只能依靠現代醫學知識進行猜測。

《明史．本紀第九．宣宗》記載：宣德九年，「九月癸未，（宣宗）自將巡邊。乙酉，度居庸關。丙戌，獵於岔道。乙未，阿魯台子阿卜只俺來歸。丁酉，至洗馬林，閱城堡兵備。己亥，大獵。冬十月丙午，還宮。」

這是宣宗皇帝逝世前幾個月的事情，他巡視邊境，還多次遊獵和閱兵，看得出精神狀態甚佳，應該是身體狀況良好，沒有特殊不適的情況，這個時候的宣宗，給人精力旺盛的印象。然而，歷史很快就製造了一場意外。

《明史》接著說：「十二月甲子，帝不豫，衛王瞻埏攝享太廟。十年，春正月癸酉朔，不視朝，命群臣謁皇太子於文華殿。甲戌，大漸。罷採買、營造諸使。乙亥，崩於乾清宮，年三十有八。」十二月初，宣宗突然患病，估計一下子來得很重，不是普通的感冒發燒，於是趕忙派遣弟弟朱瞻埏去太廟禱告祈福。結果當然是徒勞的，大約一個月後，宣宗就因病醫治無效，駕鶴西去了。

肥胖的中青年漢子，突然發病，一個月死去，會有哪些可能的診斷？以前筆者曾推測明仁宗死於心腦血管疾病，宣宗也會如此嗎？

如果說是心臟疾病，宣宗至少沒有慢性的跡象。急性發病的，最可能是心肌梗塞，凶險的話，很快就猝死；惡性程度稍遜的，也會在幾天之內奪命；程度較輕的，或許能支撐一個月甚至更長，暫時不死。

不過，三十七歲發生心肌梗塞，儘管在當今社會不算罕見，但也是相對少見一些，通常五十歲以上的男性才是主要發病群體。我們不能忽略一個事實，就是冠心病、心肌梗塞的發病原因相當複雜，造成血管堵塞的過程還有待研究，肥胖、脂肪含量高、血糖高、代謝症候群等等，都可能只是其中一個環節，畢竟有很多病患其實體型並不肥胖。而當代很多二十、三十歲發病的人士，幾乎無一例外都是抽菸的上癮者！據說，菸草中的尼古丁特別容易傷害心腦血管。不過，宣宗時代菸草還沒有傳進來呢！

至於腦中風致死，道理和心臟疾病一樣。

如果是肺部或呼吸系統的毛病（古代以感染性因素較多見），一個月直接致死的確顯得有點快，一般應會有逐漸加重的過程，而宣宗好像一開始就顯得非常危重。再說，他平素貌似壯健（經常打球、巡邊、打獵、閱兵），對感染性疾病的抵抗能力似乎不應該那麼差。此外，肥胖的人固然容易患上睡眠呼吸中止症，但這又不是急危重症，能短時間致死。

還是肥胖在作怪。

肥胖，最容易在人身上誘發糖尿病，尤其是相對年輕的病患。他們的體內由於脂肪過度堆積，胰島素的敏感性會逐漸下降，以至於胰臟拚命地、盡其所能地擠出胰島素供應人體所需，卻是涸澤而漁，這就是胰島素由相對不足，慢慢進展到絕對不足的過程。而人體由於缺乏胰島素的作用，血糖無法轉化成能量，病患就出現消瘦、多飲、多尿、尿液混濁容易吸引螞蟻聚集（糖分太多）的症狀。

眾所周知，糖尿病有一型和二型之分，大致上，前者大多在兒童、青少年時期就發病了，病患終身依賴注射胰島素來維持生命。宣宗得一般一型糖尿病可能性不大，以當時的醫療條件，沒有胰島素幾乎就只能夭折了。二型多見於中老年病患，胰島素能自己分泌，但不足。這型相對多見，病患能口服藥物控制，實在不行就改打胰島素針。

還有一種叫爆發型一型糖尿病，這是本世紀初由日本學者所提出來的。病患在發病前幾乎沒有徵兆，而近期化驗也未提示血糖有異常情況。爆發型一型糖尿病的臨床表現為胰島β細胞功能短時間內完全喪失、病情進展迅速，預後極差。與典型的一型糖尿病相比，此類發病患者的年齡較大，多見於二十到四十歲，病程短，如未及時診斷和治療，常可致病患在短期內死亡，是內分泌科的急危重症。如果是肥胖的病患，就更加雪上加霜了。

不管一型還是二型，糖尿病致死都是通過併發症來完成這可怕的奪命步驟，其中最常見的就是酮酸中毒。

糖尿病酮酸中毒，指糖尿病患者在各種誘因的作用下，胰島素明顯不足，升糖激素不適當升高，造成高血糖、高血酮、酮尿、脫水、電解質紊亂、代謝性酸中毒等病理改變的症候群。誘發的原因主要為感染、飲食或治療不當及各種應激因素（如嘔吐、腹瀉、中風等，均可加重代謝紊亂而導致發病）。未曾治療而病情進展急劇的一型糖尿病患者，尤其是兒童或青少年，首發症狀可能就是酮酸中毒。

酮酸中毒者的典型表現是口中散發出爛蘋果的氣味，呼吸異常，神智由煩躁發展到昏迷；高血糖導致滲透性利尿，而酸中毒時大量排出細胞外液中的鈉離子，又使脫水進一步惡化。當脫水量達體重五％時，病患會出現皮膚乾燥、缺少彈性、眼球及兩頰下陷、眼壓低、舌乾而紅；如脫水量超過體重十五％時，則會出現循環衰竭，症狀包括心率加快、脈搏細弱、血壓及體溫下降等，此時生命將受到威脅。疾病本身也會使酸性代謝有毒物質大量積累，減少進入腎臟的有效血容量，導致腎臟受損，其排泄毒素能力隨之下降，最後毒素越積越多，病患不得不走向死亡。

在當代，胰島素治療和大量補液是治療酮酸中毒最重要的方式，可惜在明朝，病患無法接受這樣的治療，因此絕大多數病患只能無奈地等待死神的降臨。

自己透支自己生命

也許，宣宗在暴病之前，身體已經出了毛病，只是他還年輕，各個器官的代償功能還存在，因此暫時讓他自我感覺良好。但這恰恰欺騙了皇帝！因為這個時候，他身體裡很多臟器，尤其是腎臟，可能已經到了山窮水盡的地步，稍稍一有變化就徹底失去平衡，從此萬劫不復了。

正史認為，宣宗是有明一代難得的明君，說是：「民氣漸舒，蒸然有治平之象矣。若乃強藩猝起，旋即削平，掃蕩邊塵，狡寇震懾，帝之英姿睿略，庶幾克繩祖武者歟。」溢美之詞，浩浩蕩蕩。

然而和宣宗在本國史書留下的正面形象不同，此君在朝鮮人的史書中顯得非常猥瑣。當時，明朝皇帝常向藩屬國朝鮮索取年輕女子。根據《朝鮮世宗實錄》記載，現在被韓國人頂禮膜拜的世宗大王曾經因為明宣宗選處女的事情，和手下大臣有一番對話。

朝鮮大臣說：「《家禮》，女子年十四至二十皆可嫁。而今十歲處女，亦皆推選。皇帝（指明宣宗，朝鮮國王尊明朝最高統治者為帝）雖求十歲處女，在我本朝，當選十四歲以上者以獻，何如？無知年幼之女，至於遠父母兄弟，則必召怨傷和矣。」

朝鮮世宗大王無奈地說：「以兩國相婚言之，則如《家禮》所言可也。此皇帝為其使於眼前而求之，求之如此，而不從其命，無乃不可乎？」

按禮制，本應從年滿十四歲以上的女子中挑選，但宣宗執意破壞禮制，竟不顧人倫，把選拔年齡下放到十歲！因為是天朝上國，弱小的朝鮮當然只能俯首貼耳、唯命是從。而宣宗對幼女的性需求似乎很強烈，這委實噁心、變態。

明末清初的呂毖著有《明朝小史》，也對這位貌似賢君的皇帝無情鞭撻了一番！在其描述裡，宣宗簡直就是一個殘暴、可笑的色魔：

> 有一次，宣宗到某大臣家作客，被一個沉魚落雁的小女孩深深吸引住了，這個女孩是大臣的家人，但還未到出嫁的年齡。宣宗看得心花怒放，眼饞得不得了，但又不敢造次，怕風言風語。於是多次賞賜巨額財寶給這位大臣，不斷拉攏和暗示，試圖早日勾引到手。不料第二年，女孩是夠年齡了，宣宗卻死了，最終他也無緣享用美人。[1]
>
> 又有一次，宣宗性欲爆發，要求太醫院的院長開具房中術春藥，好讓他繼續「呼風喚雨」、「欲仙欲死」。不料，院長很有節操，斷然予以回絕。宣宗還多次賞賜御酒御飯，加以暗示，但刻板的院長毫無所動，依然不從，聲稱老師教的是治病的方子，沒教過春藥這種亂七八糟的東西！宣宗大怒，「命數力士以旃席裹其頭持去」，關在錦衣獄，「以四鐵繩系之，加以三木」，院長的家人很長時間都不知其下落。[2]

如此看來，宣宗在私生活上的汙點也比比皆是，這種性癮的後果就是不斷進服不明來歷的中草藥或丹藥（所含成分很可能具有損害腎臟、肝臟的慢性毒性作用），幻想能提升性能力，結果可想而知——縱欲導致身體虛空，毒性作用造成腎臟等多個器官慢性受損，長此以往，再加上合併肥胖（或許還加上糖尿病），一旦身體受到外界的強烈不良刺激（如感染或外傷），問題就會總爆發。

難怪很多後世的研究者感慨，明朝皇帝，混蛋的相當多！

---

1 帝嘗幸大臣第就宴，家人供事，有女甚美，行酒左右，上悅之，然稚齒未可進環。上謂曰：「爾要東西與我說。」又曰：「先與爾頭面。」眷戀久之而去。明日賜金玉珠寶首飾各一稱。又數日，語近璫（即太監）曰：「向見其家食器皆銅，何其貧耶？」又賜金銀飲食器具甚夥，費數千緡。明年上崩，此女竟不入宮。

2 帝嘗召太醫院判欽謙謂之曰：「汝江南人惺惺，朕欲用房中藥，可制與我。」謙對不解。上曰：「與酒飯吃。」乃出。如是者三，上曰：「何其吝乎？」謙曰：「臣以醫受陛下官，先聖賢傳醫道者無此等術，亦無此等書，臣實不解。」上大怒，命數力士以旃席裹其頭持去，及出朝，無一人知者。家中不見謙回，問之太醫院不知，訪諸朝市皆不知所在。諸省部大臣潛為訪之，一獄卒言知狀，叩之，曰：「今在錦衣獄，以四鐵繩系之，加以三木，與陳祚同處極幽冷一室中。」家人不敢白，亦不敢通問，久之始釋出。

粒米不入口——又胖又瘦的紀曉嵐

紀曉嵐，名昀，一七二四—一八〇五，清朝直隸獻縣人，知名文學家，曾任《四庫全書》總纂修官。兩岸三地多部影視作品以之為主角。

提起清代著名學者，許多人首先想起的肯定是紀曉嵐。的確，一部《四庫全書》，一本《閱微草堂筆記》，再加上這些年電視劇裡面竄紅的傳奇形象，許多人都把紀曉嵐當作智慧和學問的化身，甚至很容易把他想像成剛直不阿、嫉惡如仇、鐵齒銅牙的清官忠臣。

其實，文藝作品中的紀曉嵐與真實歷史上的紀曉嵐差別甚大。那麼，紀曉嵐到底是何許人也？

野史胖子 V.S. 畫像瘦猴

紀曉嵐，名昀，字曉嵐，又字春帆，晚號河間才子，以字行。直隸省河間府獻縣人，乾隆年間的大學者，官至禮部尚書、協辦大學士，曾任《四庫全書》總纂修官。嘉慶十年以八十一歲高齡去世，皇帝贈諡號「文達」，故後世又稱其為紀文達。紀曉嵐文采不凡，與同時代江南的袁枚齊名，時稱「北紀南袁」，《清史稿》讚譽他「學問淵通」。

這些紀錄來源於清朝官修的文獻檔案，雖然真實，卻難免枯燥。作為大清的文化官員，紀曉嵐幾十年宦海沉浮，最懂的其實不是學術，而是為官之道。他也曾犯過錯誤，被乾隆發配新疆，三年後才重返京師。而跟他一起編撰《四庫全書》的眾多文字同行，因為不合乾隆旨意，十四年來，撤職、抄家、流放、殺頭的比比皆是，幾乎沒有一個人得到好下場，唯有「總編輯」紀曉嵐最後過關並得以善終，躲過歷次文字獄的風暴，並獲得官方的認可，可見他不是那種鋒芒畢露、不忘學術初心的文人，也印證出他更是學問淵博而處事圓滑的官僚。

支撐起紀曉嵐在民間豐滿形象的，很多是傳說和野史，裡面的紀曉嵐又是完全另一副模樣，他有缺點，有怪癖，有行為瑕疵，卻更接地氣，更有活力。

紀曉嵐長什麼模樣？

歷史上對紀曉嵐相貌的描述是「貌寢短視」。寢，指的是難看之意。短視，就是指近視眼。而和紀曉嵐交好的朱珪，在詩中這樣描寫紀曉嵐：

河間宗伯妊，口吃善著書。（「宗伯」是代稱紀曉嵐禮部尚書的官銜）

沉浸四庫間，提要萬卷餘。

如此看來，長相一般的紀曉嵐，不僅近視，還有口吃的毛病，跟影視作品中的口齒伶俐判若兩人。

野史上還說，紀曉嵐是大胖子，而電視劇裡，他可是身材微胖的憨厚中年漢，專門跟狡猾的權臣和珅鬥智（在歷史上完全不可能）。說紀曉嵐是胖子，這不是空穴來風。

《清稗類鈔》中記載了一段關於紀曉嵐的笑話故事：「紀文達體肥」，有一段時間他必須在南書房值班，夏日炎炎又無空調冷氣，紀曉嵐汗流浹背，衣裳盡溼，苦不堪言，索性脫衣納涼。豈料乾隆皇帝突然興起，前來查崗——當然，真實的帝王們不會總是穿著黃色醒目而霸氣外露的龍袍，那是舉行重大儀式的穿著，只是被電視劇「濫抄」了——紀曉嵐因為「短視」，居然一時沒有意識到

紀曉嵐畫像

九五至尊走到近前，等發現時為時已晚。堂堂朝廷大員光著膀子成何體統？他只好急忙穿衣跪下伏地謝罪。乾隆卻坐著不出聲，時間久了，紀曉嵐忍不住問了一句：「那個老頭子走了嗎？」乾隆內心覺得好笑，假裝憤怒大罵：「好你個無禮的紀曉嵐！你說什麼老頭子？誰是老頭子？解釋清楚就饒你一命，解釋不清就殺頭示眾！」紀曉嵐果然文思敏捷，竟然從容免冠頓首道：「萬壽無疆為『老』，頂天立地為『頭』，父天母地為『子』。陛下您就是名副其實的老頭子啊！」乾隆哈哈大笑，遂赦免了他。

看來，紀曉嵐應該是難以耐熱的肥胖人士了。不過，同樣流傳下來的還有紀曉嵐的畫像，畫像上的紀曉嵐是其貌不揚、身形瘦削的中老年人。只見他手執書冊，面帶微笑，鬍鬚濃黑顯示他當時還未垂垂老矣，不過臉上皺紋遍布，且由於臉頰無肉，雙側顴骨顯得特別凸出，如同一隻瘦猴子。紀曉嵐是不是很醜？這見仁見智，反正不能算玉樹臨風、英俊瀟灑。

一邊是肥胖大漢，一邊是乾瘦如猴。到底哪個紀曉嵐更接近歷史真實？

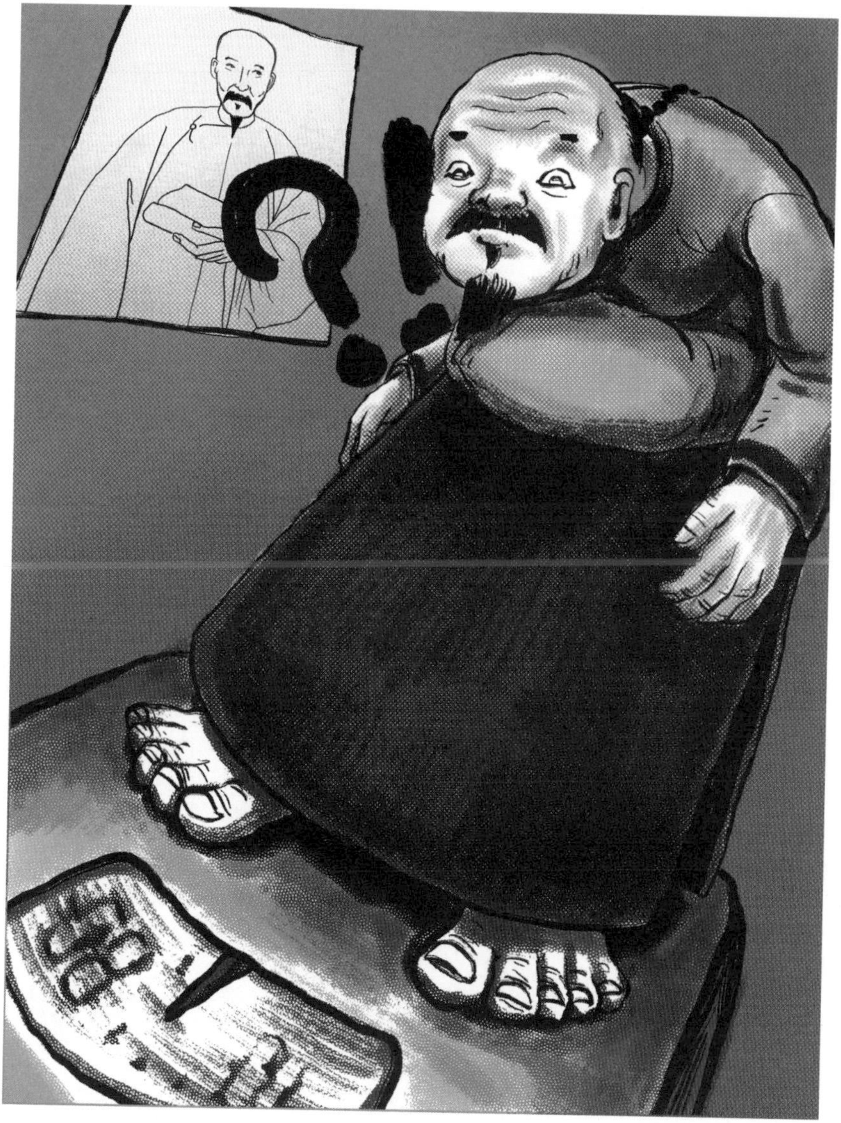

抽菸與減重的醫學爭議

有人說，造成上述明顯差異的主要原因在於：紀曉嵐愛好抽菸，並且菸癮極大，由於抽菸有助於「減肥」，時間長了，他便由胖子變成了瘦子。

據史料記載，菸草在明朝萬曆年間陸續由國外傳入中國。其傳入的途徑大約有三：一是由葡萄牙人經海路帶來，所以它得以首先在福建等沿海地區種植。大約與此同時，菸草也由中國的商人和華僑從呂宋國（今菲律賓）販運入廣東一帶，這是第二種途徑。對此，明末名醫張介賓在《景嶽全書・卷四十八》中記載道：「此物自古未聞也，近自我明萬曆時始出於閩、廣之間。自後，吳、楚間皆種植之矣。」第三種途徑是北路，即先由日本傳入朝鮮，又由朝鮮傳入中國遼東，時間也是在明萬曆年間。朝鮮稱菸草為「南靈草」或「南草」，《朝鮮仁祖實錄》中說，「南靈草」雖號稱能治痰消食，但實際上損害健康，「久服者知其有害無利，欲罷而終不能焉，世稱妖草。」至明朝末年，菸草在中國東北部的滿族、蒙古族等部族間已經流行開來。

明末，一些學者把菸草叫作「淡芭菇」。「淡芭菇」即tobacco的音譯。該詞原係美洲阿瓦克族印第安人用以稱呼鼻吸捲菸，後為各種歐洲語言所借用。中國關於「菸」這一名稱則是從日本傳來，黎士弘《仁恕堂筆記》即稱：「菸之名始於日本。」由於人們享用菸草的主要方式是將其點燃後吸其煙霧，故菸草（或煙草）之名迅速代替了「淡芭菇」之類的譯名。至於今天最普遍的機製紙捲菸，即所謂「香菸」，則是在清末光緒年間才從國外傳入。

如上所述，菸草的危害其實很早就為人所知，但社會上屢禁不止，後來也就放鬆了管制。到了乾隆時代，上至王公貴族，下至販夫走卒，抽菸都是常態，不過，許多人抽的都是潮菸——並非後來的香菸——即需要菸袋（鍋）或菸管點燃抽吸。紀曉嵐應該就是這樣「銜長管而火點吞吐之」。

史載紀曉嵐酷嗜抽菸，頃刻不離手，菸鍋特大，有「紀大菸袋」之稱。據說，他從皇城附近的家，坐馬車去一趟京師西北郊的圓明園，一路上晃晃悠悠，菸袋一直點燃，居然還抽不完裡頭的菸草絲。要知道，即使今天坐汽車從故宮出發，前往海淀區圓明園遺址，不塞車的話也要二十多分鐘呀！紀曉嵐菸袋之大可以想見。

有人認為「香菸中的尼古丁可以減肥」這種說法不科學，人體肥胖的主要原因是攝入的熱量過多而無法代謝，導致脂肪堆積，而菸草中並沒有分解脂肪的物質，而且吸菸會破壞人體內的維生素，更不利於脂肪分解。因此，有專家甚至認為吸菸不僅不能減肥，還可能會增肥。英國劍橋大學也有研究顯示，抽菸女性的腰更易變粗。

不過，尼古丁這個壞傢伙並非對體重毫無影響，雖然是間接而為。尼古丁本身有抑制食欲的作用，所以有些人抽菸時飯量會變少；尼古丁會損害消化道，導致營養吸收不良；也會損傷味蕾，讓人食之無味。長此以往，有些人確實會體重下降，但這種體重降低並不健康，而是有損健康。當然，也不是所有抽菸的人都會出現食欲下降，因此，吸菸是否影響體重，至今仍有重大爭議。

紀曉嵐若想通過抽菸來減肥，那幾乎不可能成功，因為野史同樣記載，他雖然菸癮巨大，但直到晚年依然胃口驚人，連「尚能飯」的老廉頗都會自愧不如，這在下文將有詳述。

那麼，會不會由於長期抽菸導致慢性肺病，從而引起身形瘦削呢？這倒不是不可能。

抽菸會對氣管、支氣管和肺臟構成慢性損傷，有可能引起慢性支氣管炎甚至慢性阻塞性肺病，這樣的病患很容易合併肺部感染。長期缺氧、嘴唇發紺是困擾他們的老毛病，但也不是人人都羸瘦不堪，反倒是有些人會變得虛胖。在紀曉嵐的年代，肺結核（肺癆）還是橫行無阻的絕症，而且發病率很高，社會上隨處可見「肺癆鬼」。慢性肺病者更容易遭到肺結核的折磨，這些高代謝消耗的病患的確變得骨瘦如柴。

問題是，紀曉嵐如果不幸到了這種田地，他在畫像中不會神采奕奕，更是不可能活到高壽八十一歲。

最近又有調查研究發現，吸菸，尤其是長期吸菸，由於菸草中的焦油、尼古丁等成分直接作用於人體，引起味覺和體內的代謝變化，可能會導致抽菸者飲食習慣改變。比如，抽菸者比不抽菸者普遍較少食用蔬菜水果和穀類，而較多食用動物性食物或動物性脂肪，飲酒也較多。

紀曉嵐會這樣嗎？

文化巨匠成了食肉怪獸

如果有人告訴你，大量吃肉能減肥，你相信嗎？

事實上，紀曉嵐也許就是這樣的人。從流傳的野史看，此君嗜菸基本上是真實的，而由於菸草中尼古丁等成分引起味覺和體內的代謝變化，導致抽菸者食物選擇的改變，因此紀曉嵐的飲食習慣迥異於常人！

先看幾則野史記述。

小橫香室主人在《清朝野史大觀．卷三》中說：「公（紀曉嵐）平生不食穀麵或偶爾食之，米則未曾上口也。飯時只豬肉十盤，熬茶一壺耳。」

采蘅子的《蟲鳴漫錄．卷二》說：「紀文達公自言乃野怪轉身，以肉為飯，無粒米入口。」

愛新覺羅．昭槤在《嘯亭雜錄．卷十》中也說：「（紀曉嵐）今年已八十，猶好色不衰，日食肉數十斤，終日不啖一穀粒，真奇人也。」

按照「孤證不立」的原則，只有一段歷史材料，還不足以證明某個事實，但紀曉嵐這方面的記載甚多，可信度就不低了，儘管看起來有些誇張。

紀曉嵐大量吃肉，甚至到不吃主食的地步，如此怪癖，難怪有人把他想像成肉食野獸轉世了。難道紀曉嵐就不會越吃越胖嗎？非也。自然界有很多動物是肉食性，比如狼、虎、獅子等，牠們終生吃肉，卻體型精悍，毫不臃腫。人類原本是雜食性動物，但祖先或許是以肉食為主，而進化了的人類，一般情況下要攝入肉類之外的食物，才能獲取更豐富的營養元素，讓身體維持健康。澱粉類、醣類物質，因為能迅速補充能量，則是人類經常需要首先攝入的物質。

如果不吃主食（米飯、麵條等），光吃肉類，會有什麼後果？

二十世紀七〇年代初，美國紐約出了一位另類天才醫師——羅伯．阿金（Robert Atkins）。這位阿金博士寫了一本書叫《飲食革命》（*Diet Revolution*），在全世界暢銷了六百萬冊；後來又在一九九二年出版了另一本《新飲食革命》（*Dr. Atkins' New Diet Revolution*），繼續風靡全球。他的核心目的是倡導一種新的減肥方式——阿金減肥法（The Atkins diet）。

阿金認為導致肥胖的主要原因是食用精緻碳水化合物，尤其是糖、麵粉和高果糖玉米糖漿等。阿金減肥法的原理是當人體減少攝入碳水化合物時，會降低胰島素的含量，就不會常常覺得肚子餓，身體也會主動燃燒脂肪。反過來說，人們在攝入低碳水化合物的同時，也要攝入高蛋白質食物（比如肉類），便可達到減輕體重的目的。

阿金相信，人體有一很有趣的生理現象：身體每天都需要利用醣類作為直接能源（由碳水化合物提供，多半由穀類、小麥、米飯等主食分解而來），但體內儲存的醣卻少得不可思議！血管中可用的血糖只有二十公克，而體內卻有兩個器官貯存有醣：一是肝臟（內含肝醣），一是肌肉組織。研究發現，約經兩天的極低糖飲食（每天少於二十公克），身體已無直接能源（醣）可用，必須燃燒脂肪和蛋白質才能獲得能量，就會開始進行所謂的「脂肪分解作用」（當然也含部分蛋白質分解）。因此，長期進食肉類而不攝入主食，不僅能維持生存，而且理論上還可以減少脂肪積累、減輕體重。

不過阿金減肥法也飽受爭議，有人引經據典大力支持，也有人將其貶低得一文不值。反對者主要認為，長期攝入肉類而無其他主食，會導致營養不均衡。此外，脂肪和蛋白質的產能屬於「不完全燃燒」，不如醣類屬於直接產能的「潔淨能源」，脂肪和蛋白質會生成酮體，這些酸性物質在體內堆積，恐將加重肝臟與腎臟的代謝負擔。更可怕的是，這種飲食方式會增加體內壞膽固醇的濃度，有可能加重心腦血管的病變。

當然，經過幾十年的發展，阿金減肥法也不斷修正，除了飲食結構的調整之外，它越來越強調運動鍛鍊的重要性。

兩百多年前的紀曉嵐不可能知道阿金減肥法之奧祕，他也無須知道，畢竟那個時候的中國人並無健美、苗條的概念，能長胖些還多半認為是好事呢！

那麼，紀曉嵐的肉食怪癖是否就恰恰暗合了阿金的核心減肥理論，從而導致他從胖子變成瘦猴呢？這值得我們思考。

一切都是猜想，或許紀曉嵐並非如傳說那樣肥胖，而他嗜肉、不吃主食的怪癖，也許只是民間以訛傳訛、誇張如演義似的說法而已。

筆者更願意相信，不管是大量抽菸、大口吃肉這樣匪夷所思的怪癖，還是「縱情性欲」、「喜詼諧，朝士多遭侮弄」等放蕩荒誕的行為，都是紀曉嵐在乾隆高壓政治生態下不得已而為之的人格扭曲，這種扭曲折射出了那個時代的黑暗與無奈，更是對文字獄大師乾隆無聲的抗議。

放浪形骸，魏晉南北朝時期的「竹林七賢」，受制於司馬氏政權的壓迫，不也是這樣做的嗎？

腹肌去哪裡——兩個將軍肚

阿玉錫，生卒年不詳，原是蒙古準噶爾部小吏，因獲罪轉而投效清廷。乾隆年間平定伊犁，立下赫赫戰功。
舒景安，?－一七八一，滿洲正黃旗人，是平定大小金川的功臣。

唐太宗時期有著名的凌煙閣二十四功臣畫像，真人比例大小，專供太宗懷舊、表彰之用。而乾隆時期也專門繪製了紫光閣功臣畫像，為了顯示自己的赫赫武功，好大喜功的乾隆帝居然讓人繪製了兩百八十幅之多，遠遠超越了唐太宗李世民的凌煙閣畫像。

唐太宗的功臣大多是在唐朝建立過程中建功立業的謀臣大將，也有一直輔佐太宗從皇子登位到皇帝的幕僚親信，這些功臣畫像由於年代過於久遠，早已杳無蹤跡。

乾隆皇帝在位六十年，大大小小的戰爭此起彼伏，有的是維護國家統一的正義戰爭，也有的是鎮壓當地民眾或原住民的內戰。紫光閣作為皇帝殿試武進士和檢閱侍衛的地方，懸掛戰爭英雄的畫像再合適不過。

據北京故宮博物院的專家考證，這些畫像為「平定西域準部回部」前後功臣各五十張，「平定大小金川」前後功臣各五十張，「平定臺灣」功臣五十張，「平定廓爾喀」功臣三十張，加起來總共二百八十張。

遺憾的是，一九〇〇年八國聯軍入侵，光緒和慈禧西逃，京師淪陷，紫禁城也被聯軍輕而易舉闖入，聯軍的司令部就設在北京中南海紫光閣。從此，大量畫像便散失了，有的直接毀於戰火。據稱，目前全球所見的紫光閣功臣像也就二十多張，不少流散於國外博物館。

二百八十僅餘其二

中國大陸僅有天津博物館幸運從民間回收保存兩張：〈散秩大臣喀喇巴圖魯阿玉錫像〉和〈領隊大臣成都副都統奉恩將軍舒景安像〉。

細看那位阿玉錫將軍，只見他威風凜凜，五官精細逼真如照片，留著精悍的小鬍子，目光如炬，炯炯有神；右上肢高舉，手掌張開作召喚狀；左手持長矛，

阿玉錫畫像與〈阿玉錫持矛蕩寇圖〉

矛尖向下；腰間懸掛著綠色鯊魚皮腰刀，配上黑色弓囊，內裝樺皮弓一張；後挎箭囊，內有十幾支鵰翎箭；頭戴紅纓暖帽，單眼花翎；上身外套鎖子甲，透過鎖子甲，隱約可見裡面穿著淺綠色戰袍，戰袍上繡著深綠色的葫蘆蝙蝠紋；腿部繫著黃色皮護腿，足蹬青靴。

最令人稱奇的是，阿玉錫面部肌肉的描繪和鎖子甲的透視，都表現出強烈的立體感，顯然受了西洋油畫的影響。那怒目圓睜的神態與嚴肅緊張的表情，很容易將觀眾帶到了殺氣騰騰的戰場環境，讓人聯想到將軍身先士卒的英姿。這幅畫其實還是中西合璧的「混血兒」，它由任職宮廷的歐洲傳教士畫師繪畫出頭部，而服飾則由中國畫家完成。

雖然戰袍和鎖子甲把阿玉錫包裹得嚴嚴實實，但我們仍然能看出這是胸肌、上肢肌肉異常發達的猛士。至於他的腹部，由於繫著不長的腰帶，腰圍稍短，顯然一丁點贅肉都沒有，腹部勻稱而壯實。整個人的狀態顯得幹練、強悍、有精神！如果掀開腹部外衣，也許就是六塊有稜有角的腹肌。

另一幅舒景安將軍的畫像，就別有一番風貌了。

只見他身穿藍色八旗棉甲，頭戴高頂清軍頭盔，盔纓和羽毛顯得有點誇張，

舒景安畫像

護心鏡倒也明亮如雪。雖然，他同樣左手撫著綠色鯊魚皮腰刀，但右手卻有點滑稽地豎起拇指，不知道當時想表達什麼意境和想法。整套裝束和阿玉錫比較，顯然，這是「將軍禮服」——服飾設計以儀式感居多，實戰性偏少，而阿玉錫則是「作戰服」。兩人在戰爭中的具體角色差異，似乎已經分曉。

更值得注意的是，舒景安的腰圍、腹圍比例明顯過大，一身棉甲裹住了隆起的腹部，顯得有點緊繃。而他舒緩的表情似乎也在說明：刀光劍影只是前線衝鋒陷陣者的責任而已，他或許，只需要「運籌帷幄，決勝千里」。

同是英雄身世有別

關於這兩位將軍的歷史文獻資料極少，他們的生卒年也暫無可考。不過，從畫作的名稱頭銜看，舒景安的出身大致還是清晰的。

他是「奉恩將軍」，這不是官職，而是宗室的爵位。只是這一等級已經是最末一等，在其之上是奉國將軍、輔國將軍等等，最高的是「和碩親王」，乾隆皇帝在登基之前的爵位便是「和碩寶親王」。公主中的顯貴也有被封「和碩公主」的。親王之下，便是郡王、貝勒、貝子等等。清朝實行爵位遞降制，除了幾位功勛極大的皇族成員外，其餘成員的爵位都不能世襲罔替，每代襲封需遞降一級，一直降到「奉恩將軍」為止。那些連「奉恩將軍」都搆不上的後代，便是「閒散宗室」，等於毫無爵位可言，僅僅在出身證明上顯示曾經尊貴的血統。

可以想像，舒景安的祖先必然是清朝的某位皇帝或皇室宗親，但由於皇家血脈眾多，再加上傳承日久，繁衍到舒景安這一代時，他僅僅撈得「奉恩將軍」。儘管地位式微，但比起劉備那樣依靠兩百多年前、無憑無據的祖先中山靖王劉勝（漢景帝之子）當金字招牌，還是靠譜得多，舒景安不需要像劉備那樣以一介草民的角色混跡江湖。

依靠著血液中的皇族DNA，依靠著不錯的才幹，他做到了領隊大臣、成都副都統，已經是高級將領了。在平定金川的戰役中，舒景安「力戰有功」，不過他的戰場角色是「從攻」而非「主攻」。看來，這位皇族成員很可能是在非主要戰事方面承擔了協助的任務，而且他不需要親自衝鋒陷陣，僅僅屬於「指揮有方」而已，否則，乾隆必然會大書特書。

根據《平定兩金川方略》記載，舒景安在後五十人中名列第二。而另一位故事主角阿玉錫，在「平定西域準部回部」中排名第三十三，是前五十名。

排名前五十、後五十的待遇完全不同：前五十名，由皇帝乾隆親自撰寫贊詞，畫像也畫得更加精美細膩；後五十名，則由大臣題寫贊語，畫工也相對沒那麼精細。

阿玉錫到底立了什麼功勛？

這位阿玉錫，原本是準噶爾部（蒙古的分支）的驍勇戰士。雍正十一年（一七三三），由於在部落內犯事，被判處斷臂酷刑，千鈞一髮之際，阿玉錫掙脫鎖鏈逃亡，投奔了清朝烏里雅蘇臺（今屬蒙古國）的軍營。長官聽說他有「空手奪槍」的本領，便收留了他，從那時起，阿玉錫就開始為清廷效力。

二十二年後，乾隆大軍進攻叛亂的準噶爾部，阿玉錫被任命為翼長（先鋒官）。當其時，叛軍首領達瓦齊從伊犁倉皇撤退，身邊還有近萬人，這些人簇擁著達瓦齊，退據到伊犁西南的格登山。

利用語言和服飾上的相通，阿玉錫帶著二十四名勇士摸黑靠近敵軍。黎明時分，潛伏的阿玉錫一馬當先，率領敢死隊發起衝鋒。他橫矛拍馬，擎纛大呼，聲震山谷。這支小分隊雖然人數不多，但槍矢並發，殺聲陣陣，銳不可當，山下清兵響應，步步緊逼！

本來跟隨達瓦齊的士兵早就軍心渙散，如今發現神兵天將忽然而來，也不知道對方來了多少人馬，於是瞬間戰意盡消，鬥志全無，除了達瓦齊身邊衛士之外，沒人敢拿起武器反抗。不到一個時辰的工夫，阿玉錫二十多人的敢死隊竟然一舉擒獲準噶爾大小首領二十餘人，同時俘獲敵軍士兵六千五百人！

戰後，乾隆大喜，除了讓阿玉錫名列紫光閣之外，還賞賜他「巴圖魯」（勇士）稱號，並授予他散秩大臣（皇帝和皇宮警衛部隊的侍衛處官員）一職，甚至命著名義大利畫家郎世寧專門畫作了〈阿玉錫持矛蕩寇圖〉，讓勇士永垂不朽。此畫今存臺北故宮博物院，畫中的阿玉錫，全身戎裝，堅毅果敢，一身蒙古騎士裝扮，持矛躍馬，勇往直前。

其實，阿玉錫和舒景安兩人出身迴異，他們的奮鬥歷程和人生際遇也是截然不同。

身為皇親國戚、天潢貴胄，舒景安的「起點」不知道比阿玉錫高多少倍，起碼他不用在生死間徘徊，為了存活而拚死一搏，哪怕沒什麼戰功，也餓不死、愁不著。人到中年，混得一官半職，順應清軍大勢，擔任助攻，儘管「一將功成萬骨枯」，也算對朝廷有所貢獻。戰場上，他用不著提著腦袋勇猛殺敵，這樣的人就算戰敗，也不一定罪至殺頭。乾隆皇帝看在眼裡，自然該給的還是照給，但榮譽級別還是有所區分。

阿玉錫不一樣，這位草根「屌絲」，若沒有練就一身的本領，沒有過人的勇氣和上天的憐憫，他根本就活不下去。阿玉錫每一點滴的功勞累積都是扎扎實實打下來的，可以說，人到中年的阿玉錫，儘管是中級軍官，仍必須靠舔著刀口的堅韌和勇武為自己爭取榮譽，每一步都錯不得，生死榮辱就是那麼一瞬間。

也正因為如此，兩位將軍的體型差異很大，同樣是四十多歲（推測）的中年人，阿玉錫依然保持精瘦、強悍、壯實，而舒景安則顯得發福、慵懶和閒散。這個形象差異在肚子上尤其明顯。

好腹肌，得來不易

人體在運動過程中，不管是體育競技還是軍事活動，腹部肌肉都扮演著重要角色。腹肌不像臂肌與腿肌一樣有許多骨骼連接支撐，而且覆蓋在肌肉上的脂肪更使它難以顯露出來。腹部肌群由四個部分組成：腹外斜肌與腹內斜肌、腹直肌、腹橫肌，這些肌肉的運動使身體能夠前屈、扭轉和側屈。腹肌對脊椎也有保護作用，能夠防止腰椎受傷。而腹直肌是最明顯的部分，它上起於胸的下端，下止於骨盆的上部，作用是使脊椎前屈，同時控制著骨盆後傾，對身體維持正常的腰背曲線非常重要。

一個真正強壯的人，不僅是四肢的肌肉發達，腹部的肌肉也不能馬虎。

二十世紀末，一些研究學者先後提出了核心穩定性和核心力量等概念，指出在一般運動中，驅幹部位的肌肉雖然不直接完成動作，但其產生的收縮力量卻是整體運動力量的主要來源，而且可以成為四肢力量直接輸出的穩定支點，從而協調運動的過程及整合人體的肌肉關節，穩定身體重心，保持運動姿勢，提高運動實效。

無疑地，核心肌群是負責保護脊椎穩定、為四肢活動提供支撐的驅幹肌肉群，而腹肌正是這核心肌群的核心。腹肌力量一直就是核心力量的重要組成部分，腹肌貫穿人體的核心區域，供給了核心力量，支撐了核心穩定性。

從阿玉錫的征戰歷程看，他的「成名之作」相當於美國海豹突擊隊誅殺奧薩瑪・賓・拉登（Osama bin Laden）的斬首行動。阿玉錫小分隊，其實就是清朝

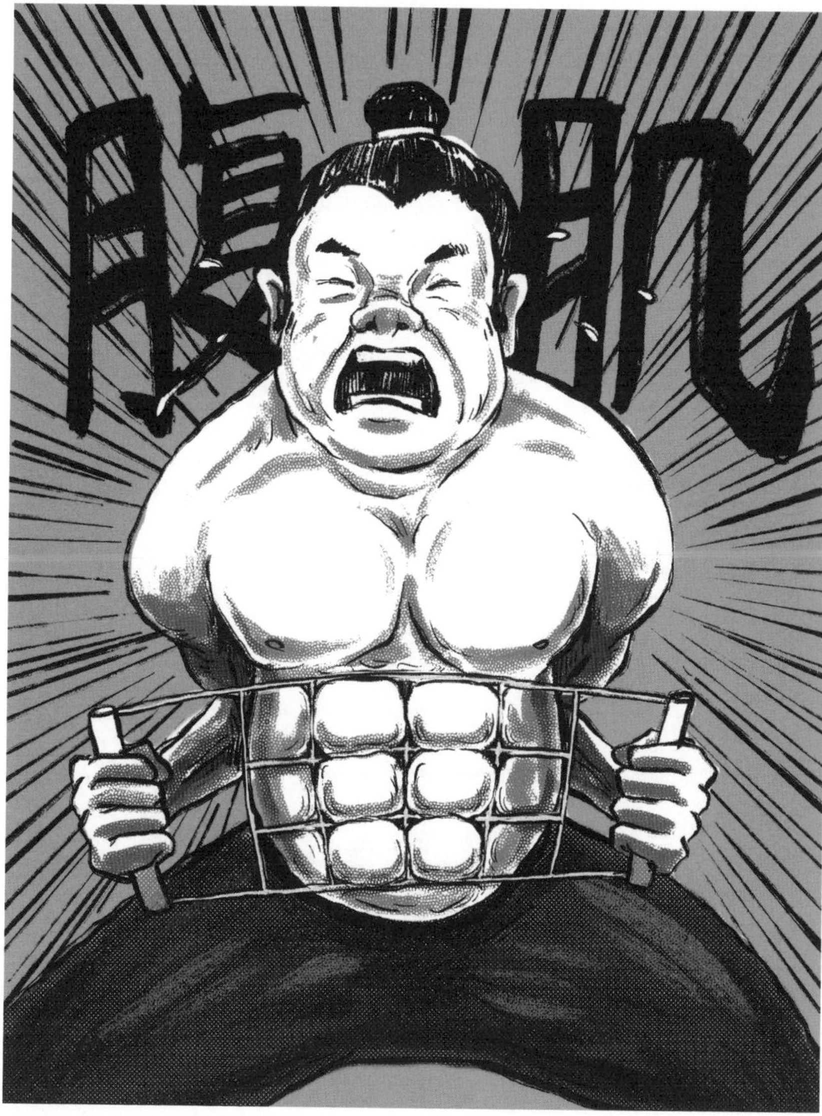
腹肌

的特種部隊。

雖然，清朝時不可能有現代國家的特戰訓練方法，沒什麼科學性可言，但野戰部隊的士兵和領隊也應該是時常保持戰備狀態，苦練騎射殺敵本領。阿玉錫本人就是這樣的模範，正因為常年的軍事訓練，加上時刻保持戒備的軍旅生活，人到中年（阿玉錫加入清軍時二十歲上下，或者更大一些，而一舉成名則在二十二年之後），他的身材才保持得那麼好、腰腹顯得那麼精實有力。

相反地，擁有高貴血統的舒景安悠哉得多，這樣的人，再加上長時間坐著辦公，缺乏運動，酒肉攝入失當，體重很容易超標。當人年輕的時候，無論如何折騰、如何恣意玩樂，由於新陳代謝較快，脂肪也不會沉積太多；可一到中年，身體代謝急速放緩，稍不留意，就讓脂肪過度堆積，積重難返了。對於缺少鍛鍊意識和習慣的人，腹部肌肉更加容易鬆弛，形成標準的「將軍肚」也就自然而然了。此外，睡眠作息不規律，造成人體內分泌失調，也是形成「將軍肚」的原因之一。

其實，從流失到國外的清朝功臣畫像看，長有「將軍肚」的不止舒景安一人，可見清朝人不僅沒有健美概念，也對體型毫不在意。乾隆的將軍們大多不以衝鋒陷陣成名，我們甚至可以想像，勇武的力量並不是為官為將的首要本事，他們最重要的，也許是精明的「腦袋」和圓滑的「嘴巴」，再加上靈巧的「手腕」。

三號門診

養生不養病，告別慢性病

考古界的傳奇——馬王堆裡的老貴婦

辛追，或名避，生卒年不詳，西漢長沙國丞相利蒼（第一代軑侯）的夫人，是馬王堆一號墓的墓主，現保存於湖南省博物館。

東方的睡美人

湖南馬王堆漢墓可謂聞名遐邇。一九七二年，考古人員在長沙東郊發掘了一組西漢早期墓葬，除了出土大量珍貴文物外，還發現了一具保存兩千多年、幾乎完好無損的女屍。這個發現震驚了世界，不管在醫學上，還是在考古學、歷史學、流行病學、民俗學等方方面面，都具有極高的研究價值，女屍本身就是一座寶庫！

筆者青少年時代就對相關資料有所涉獵：墓主為西漢長沙國丞相利蒼（第一代軑侯）的夫人，根據印章查到她名叫「辛追」。辛追死時年約五十，出土時胃裡還存留著瓜子；經過病理解剖發現心臟血管有多處粥狀硬化斑塊，膽囊、膽管有結石。儘管她的保存狀態很罕見，但從圖片上看，屍體的嘴巴張開，舌頭外伸，醫學家解釋，這是內臟輕度腐敗致使氣體產生，推動了舌根，從而出現這種表象。至於死因，推測是吃了甜瓜之後誘發膽絞痛，膽絞痛進而又刺激了病變心臟血管的攣縮，從而發生急性心肌梗塞（冠狀動脈粥狀硬化性心臟病中最凶險的類型），導致猝死。

這些年來，馬王堆漢墓的陪葬文物和女屍已陸續轉移到湖南省博物館。筆者曾親赴該博物館參觀，透過玻璃，人們看到辛追夫人兩千多年的容顏。辛追夫人美不美麗？嚴格來說，不敢做出恭維的回答，相信沒有學過醫或不是從事醫療行業的朋友，都可能覺得稍顯恐怖。雖然，近年有人使用現代刑事偵查的高科技還原了辛追年輕和中年時的模樣，並製作成栩栩如生的蠟像，看起來美豔動人，但這些都帶有後人美化的痕跡。

眼前的這具遺體，儘管去世時年僅五十來歲，但已相當衰老。她面帶病容，魚尾紋布滿眼角，臉龐顯得臃腫，嘴張舌伸，據說出土時眼球已自然脫落、乾枯。純黑色的頭髮略顯稀疏，而且末端纏著假髮，古人沒有剪頭髮的習慣，五十

馬王堆漢墓T形銘旌

歲的古代女人頭髮稀疏和短少，有可能是健康狀況不佳的表現。身體看起來算是輕度肥胖，軀幹顯得比四肢還要胖一些，但全身皮膚皺紋頗多，似乎是在原本豐腴的基礎上短時間內消瘦、脫水、收縮所致。解說資料上說，屍體出土時軟組織還有彈性，關節能活動，血管清晰可見，大多數內臟保存良好。

這就是辛追留給人們的最深刻印象。此外，除了屍體所呈現的樣貌之外，我們在一幅帛畫上也能看到辛追夫人的影子。

辛追內棺的蓋板上覆蓋著一幅彩繪帛畫，即「銘旌」，竹簡上稱之為「飛衣」，呈「T」形，上寬下窄。這幅畫幡可分為上、中、下三部分，上部分表現的是天界的景象。中部分表現的是人間的景象，最上邊為花紋、鳥紋構成的三角形天蓋，天蓋下有鳥在飛翔，交蟠的龍身將中部分為上、下兩段：

上段描繪一老年婦女拄杖緩行，後有三個侍女跟隨，前面有兩個僕人跪迎，並捧案進呈食品。考古學家認為，老人當為墓主人。下段繪有供墓主人享用的宴飲用具及役使僕人等。

下部分代表地下，在畫中占比較少，正中為神祇托地，腿下橫跨一蛇。

這幅作為銘旌的馬王堆畫幡，反映了當時的神話傳說以及西漢楚地人們對自然界、神鬼、地界和天堂的想像。

眼前的辛追真容以及繪畫，其實已經提示了其生前的形象：面容蒼老、拄著拐杖、略駝著背、步履蹣跚、稍顯肥胖的「老太太」。

而她的實際年齡只不過五十多歲。

博物館如下詳細介紹著：女屍身長一百五十四釐米，體重三十四公斤。屍體上的皮膚覆蓋完整，呈淺黃棕色，有潤澤感。上臂、雙腿、臀部等處的軟組織較厚，按壓時尚有彈性。死者臉型呈方圓狀，顴骨較高，五官清楚，口內尚有十九顆牙齒，均已鬆動，部分牙齒磨損嚴重。

在解剖檢查時，病理學家從其食道、胃腸道內共發現了形態飽滿的甜瓜子一百三十八粒半，他們認為：「這表明死者是在吃了甜瓜之後，還未將甜瓜子從腸胃內排泄出去就死亡了。對女屍進行的醫學解剖發現，女屍全身各處脂肪組織均頗豐滿，未發現慢性消耗性疾病或長期臥床的跡象，未見腫瘤和腦溢血等病變，也無暴力傷痕，據此可以判斷辛追之死屬於猝死。」至於死因解釋，與筆者過去獲得的資訊完全一致。

古代人的營養狀態與現代人不能相提並論，保養程度更有著天壤之別。今天六十多歲的女性，如果維持健康並保養得當，粗看起來也像四十歲而已。即使如此，我們還是心存疑惑，這位五十來歲的貴族婦女，為何提前衰老得那麼厲害？她真的死於心臟病嗎？

屍身不腐之祕

辛追夫人的去世時間可以大致推斷。古代沒有先進的蔬果培育技術，植物果實的成熟都完全處於自然狀態。特別在西漢早期，古人更沒有太多干預自然的手段，想要享用水果只能仰仗大自然的饋贈。而辛追夫人食道和胃裡存留著許多甜瓜子，恰恰說明她在死亡前夕品嘗了一番甜瓜，而甜瓜的自然成熟時間，正好是夏、秋時節。

也就是說，辛追夫人死於夏、秋時節的可能性非常大。

南方夏、秋的溼熱天氣對屍體的保存相當不利，這種氣候環境下，細菌的繁殖速度極快，而辛追屍體本身脂肪含量較多，絲織品、陪葬食物等有機化合物更是海量，這樣只會更容易誘發細菌生長和增加屍體腐敗的速度與程度。但是歷史表明，辛追夫人的遺體保存得相當完好，除去早期的輕微腐敗之外，兩千多年

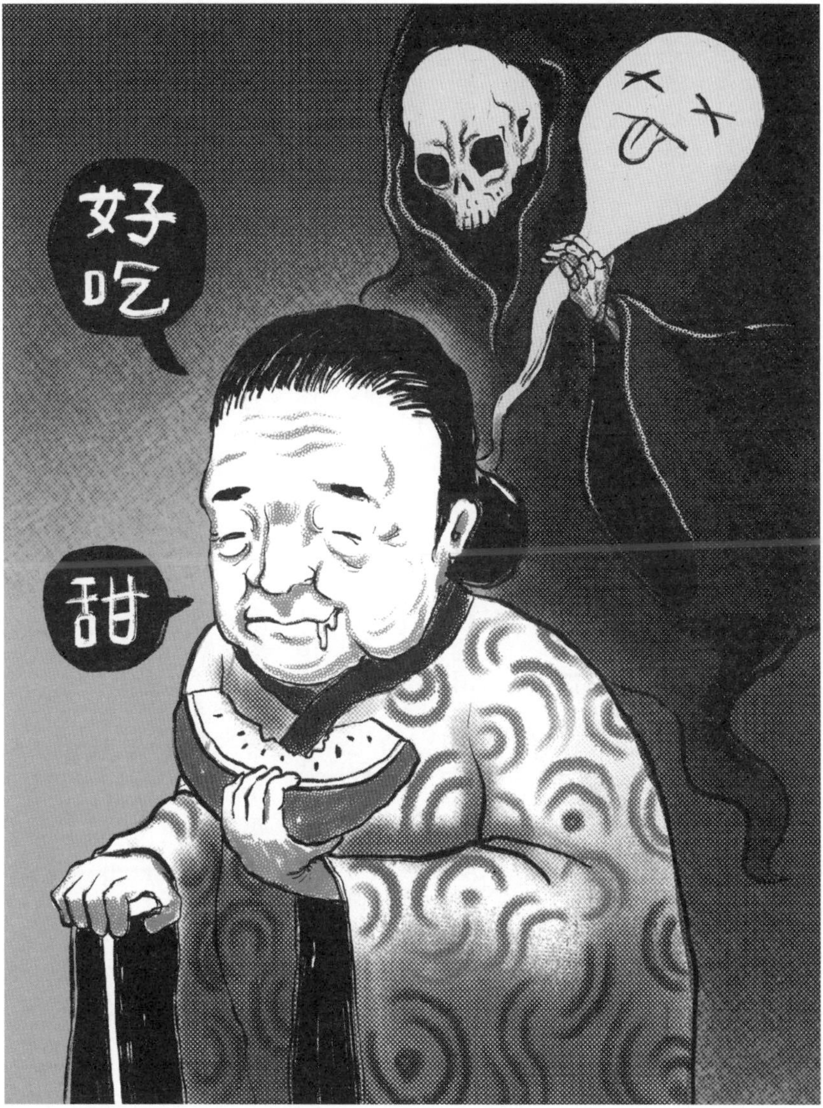
好吃
甜

來，她就幾乎沒有再出現過損傷！

科學家歸納屍身不腐的原因是「深埋、密封、缺氧、滅菌」。在辛追死後，後人按照貴族喪禮處理她的後事，比如，她死後經過了屍殮，並在額頭和鼻子上用絲織物覆蓋，遺體用十八層絲麻衣、衾、袍嚴密包裹，然後放入盛裝著具有微弱抑菌殺菌作用的中草藥棺液中（古人沒有細菌概念，防腐方法純粹靠經驗積累），再覆蓋兩層衣衾，最後用絲織物填塞木棺，使整個棺內幾乎沒有可容納空氣的地方。內棺的棺蓋和棺身合口處用膠漆密封，加上屍體早期的腐敗過程和棺內其他物質的氧化過程很快便耗掉了棺內原有的氧氣，形成了缺氧環境，因而阻滯了細菌的生長繁殖。此外，內棺外又有三層套棺，每層棺也均用膠漆密封，這對阻止屍體腐敗也有一定程度的作用。

屍體的保存好壞與外界條件也有關。槨室置於深達二十多公尺深的墓室正中，四周用巨大的木板隔出了東、南、西、北四個陳放陪葬物的邊箱。在槨室和四個邊箱底下墊有兩層厚厚的底板，其上面還有三層厚厚的蓋板，加上邊箱四周二十多公分厚的擋板，這樣就形成了巨大且與外界隔絕的墓室。此外，槨室頂部和四周分別填塞六十多公分厚和近四十公分厚的木炭，底部則有三十多公分厚的木炭，這些木炭也吸收了槨室中的部分氧氣。在木炭之外，還有厚厚的白膏泥將木炭包在裡面。由於白膏泥和木炭的特性，它們完全隔絕了槨室與外界空氣的接觸，從而使槨室處在更密封的狀態，更不利於腐敗菌生存。

總之，棺槨和陪葬品可謂層層疊疊，墓穴的構造相當複雜，耗費的物資不僅龐大而且都是精心挑選。

介紹了這麼多，就為了說明一點：辛追夫人生前早就為自己準備好了完備的墓穴和豐富的陪葬品，甚至葬儀都設計好了，一旦去世，立刻下葬，半點都沒有延遲，否則在夏、秋時節稍有延誤，屍體的腐敗程度必然會迅速加速，一發不可收拾！要知道，如此複雜的墓穴結構和安葬形式，沒有長時間的準備，是不可能如此流暢、高效、快速地完成安葬。這恰恰提示我們，辛追夫人是常年病懨懨的人，雖然屍體的病理研究沒有發現她長期臥床的痕跡和患有消耗性疾病的跡象，但她早已百病纏身、度日如年，預料到自己來日無多了。

人們對辛追夫人的不腐遺體最感興趣，卻往往忽略了她的的圖畫形象。

前述的那幅彩繪帛畫，上面就繪著一老年婦女，衣飾華麗，拄著長長的拐杖，這位老婦人是辛追的可能性很大。畫作還原了她的生活場景，同時也勾勒出時人想像的天界和地界乃至升天的神化。

另外，在辛追的黑地彩繪棺的邊框中，浮現出一個很小的半身人物圖像，有專家指出，這「老人包著頭、彎著腰、伸著手，好像摸索著前進。露出上半身，正表明她剛剛出來。她似乎倚杖而立，背微駝，面向左，和畫幡的老人有些相像。這老人的形狀、姿態、神氣，和畫棺上其他人物迥然不同，可能代表著墓中的死者」，「該圖所表現的是軑侯夫人處於剛剛越過死亡的大限，正在進入地府的一瞬間。」

無論現場觀察到的辛追遺容還是帛畫上的老太太形象，我們都會覺得這位貴族婦女病態、老態畢現。種種跡象表明，辛追夫人已是苦不堪言的長期病患者，她很有可能是在這個前提上，出現急症從而迅速死亡。

死因眾說紛紜

有人說，辛追夫人的死因是心臟病，這其實值得商榷。

首先，當時解剖後發現其心臟多條冠狀動脈出現斑塊，引起血管狹窄這種情況不是完全沒有可能，但畢竟沒有明顯證據顯示血管閉塞堵塞。一般情況下，只有血管堵塞才有可能引起急性心肌梗塞，但在沒有現代醫療技術進行「疏通」血管的條件下，血液自動溶解堵塞斑塊幾乎是不可能的。臨床上，有些急性心肌梗塞病患在做血管造影檢查時，確實也能觀察到部分血管未完全堵塞，但他們都是事先使用了現代藥物治療之後，才躺在手術檯上的，而且一般不屬於非常嚴重、甚至致死的類型。辛追死得很突然（進食甜瓜後不久猝死），如果她因為急性心肌梗塞而死，堵塞斑塊應該很明顯、很頑固才是，只有這樣的斑塊才最容易導致急性心肌梗塞和惡性心律不整。

其次，冠狀動脈粥狀硬化是自然的過程，人類從一出生開始，血管內就開始出現粥狀硬化的萌芽，只是發展過程因人而異，有人不發生心臟病是因為粥狀硬化斑塊沒有發展到導致血管狹窄閉塞的程度，但血管自然老化、硬化基本上是不可避免的，甚至輕微的狹窄也是自然的狀態，如同用了幾十年的水管，內側不可能完全光滑無比。而五十歲的女性，即使在今天，發生嚴重心血管事件的機率還是比男性低很多，往往更年期後才開始發病。古人由於綜合營養狀態不如今人，女性停經的年齡會比今人普遍更早，這位貴族婦女的心血管出現病變是在情理之中，也被解剖證實，但是否因此致死，恐怕還需要進一步研究。

第三，從臨床醫學上觀察，吃了甜膩的食物導致急性膽囊炎或膽絞痛的個案不算太多，至於膽囊炎或膽絞痛誘發急性心肌梗塞，似乎案例更少，雖然，從猝死的角度看，急性心肌梗塞是很常見的「凶手」。急性心肌梗塞繼發於急性膽囊炎或膽絞痛，而膽道疾病又繼發於進食甜瓜，這是否過於巧合？一百多顆小瓜子在甜瓜中並不算多，病患不過是淺嘗輒止，就溘然長逝了？膽囊結石雖不罕見，但不代表有膽石就一定發生膽囊炎和膽絞痛。如果屍體保存得足夠完好，病理學家或許可以根據膽囊組織分析病患生前有無得過炎症刺激。

同樣道理，也能通過研究心肌細胞有無大面積壞死，從而推斷心肌梗塞有無發生。筆者從事心血管科專業多年，結合調查統計和經驗，發現急性心肌梗塞固然可以導致惡性心律不整和心跳驟停，引發猝死，但誘因很少包括內臟疼痛刺激，反而更多是與天氣寒冷、氣溫驟變、酗酒、劇烈運動，甚至嚴重的精神刺激有關。

至於暴飲暴食，更容易導致的是急性胰腺炎，導致心肌梗塞當然也有，但辛追夫人的食道和胃解剖並未沒有發現過多的食物殘渣，說她死於一頓饕餮盛宴就太牽強了。

那麼，「殺死」辛追夫人的「真凶」究竟是誰？

仔細觀察，帛畫中的老婦人拄著拐杖，似乎舉步維艱，而研究者連她右上臂陳舊性骨折都檢查到，卻沒有發現她的下肢有骨骼傷病的跡象，說明辛追不是因為腿腳存在傷病才需要依賴拐杖，而是因為全身性疾病，導致她的綜合體質嚴重下降，從而行動不便。

通過醫學實踐，筆者發現，身體肥胖、年齡四十、五十歲的病患，如果心臟血管出現複雜斑塊、多個部位狹窄、多條血管病變，經常都合併糖尿病，而加速血管粥狀硬化斑塊形成的常見禍首正是糖尿病！

從這個角度看，辛追夫人很有可能是長期的糖尿病患者。

糖尿病是慢性疾病，本身不會立刻導致死亡，但糖尿病患者如果血糖長期不予控制，會導致多個器官（尤其是腎臟）的慢性損傷。心腦血管自不必說，眼底和視網膜也會嚴重病變，重者失明，或許辛追夫人依賴拐杖的其中一個原因就是視力嚴重下降。而當腎臟損傷到一定程度時，它的排毒功能甚至排尿功能就會喪失，病患會死於尿毒症。在辛追時代，沒有人知道血糖高低的意義何在，更無法進行監測，至於體內器官的慢性病變，以當時的醫療技術條件，對這些疾病更是一無所知！辛追夫人生前罹患多種疾病，如果又長期被糖尿病這一慢性殺手糾纏，焉能不提前蒼老？

糖尿病的急性併發症，最常見是酮酸中毒。患者體內缺乏有效胰島素，從而造成血糖升高，同時，脂肪會滋生分解，引起高血酮和酮尿，伴隨代謝性酸中毒及明顯脫水，體內堆積過多的酸性代謝產物和廢物，嚴重者會出現不同程度的腦水腫、意識障礙及昏迷，甚至導致死亡。酮酸中毒的誘因一般包括感染、外傷等，在現代社會，貿然中斷胰島素治療也是其中之一。

有沒有一種可能是這樣呢？辛追夫人本身就被糖尿病折磨得苦不堪言，體內血糖高得一塌糊塗，她理所當然一無所知，而且繼續她的高脂、高糖飲食，而這個季節成熟的甜瓜又讓她垂涎欲滴、難以自控，於是一吃再吃。甜瓜不僅加劇血糖升高，還由於衛生不良引起胃腸道感染，誘發了酮酸中毒，而僕人們仍舊一如既往地把甜瓜獻給主人。她在半醒半睡中笑納，卻不知道死神已經悄然降臨……。

筆者在博物館參觀時，看到辛追夫人的陪葬食物真可謂洋洋大觀，除了現代人常吃的牛羊豬雞鴨（出土時只剩下骨頭）外，還有一整隻大天鵝的骨架以及斑鳩、雀、貓頭鷹等動物的骨骸，看來這位夫人很有可能是嘴饞的美食家，可惜人到中年，攝入太多肉類畢竟對健康不利！其實不管是冠心病還是糖尿病，飲食習慣不良，都在發病環節中起到不可忽視的負面作用。

允祥像軸（疑為其孫永琅）

雍正的好哥們——鐵帽子王的真實相貌

愛新覺羅．胤祥，一六八六—一七三〇，避雍正諱（胤禛）曾改名允祥，清聖祖康熙第十三子，是清朝有史以來第九位鐵帽子王，世襲罔替。

哪一個才是十三阿哥

偶然在一本清代人物肖像畫冊中，我看見一幅畫，介紹的文字說這是當時著名畫家蔣和繪製的「允祥像軸」。只見遠處樹影迷離，近景庭院優雅，梧桐樹影婆娑，修竹鬱鬱蔥蔥，畫中的主角允祥獨坐小屋之中，傍著幽窗，眼神略帶憂鬱，似乎又悠然地望著遠方，雖然案頭上有書一卷，輕輕敞開，但他的心思顯然並非在書上面。

允祥，即康熙帝十三子，雍正皇帝（康熙第四子）最信任的手足、最依仗的股肱之臣，被封為和碩怡親王，死後諡號曰「賢」。他的後代獲得「世襲罔替」

的特權，爵位也無須遞降，也就是俗稱的「鐵帽子王」。

按清制，親王的嫡系後代爵位一般會自動降低一等，兒子為郡王，孫子為貝勒，直至降到「奉國將軍」、「奉恩將軍」之類。不過，有若干功勳極大的皇親國戚，他們的後人可以豁免這種代減，一直保持著一人之下萬人之上的榮譽，此即「世襲罔替」。清朝入關後，允祥是第一位非開國功臣而受封「鐵帽子王」的顯貴，享受這般殊榮，其後人一直在「怡親王」的位置上坐到清王朝覆滅為止，真是難得！

允祥的確很有才幹，在雍正朝長期主管戶部和三庫事務，善於理財；曾受命總理水利營田，對直隸水利加意營治，開水田七千餘頃；還曾負責會考府事務，統領圓明園禁軍，籌辦軍務等，為雍正帝的文治武功奠下了一定基礎。允祥為人、為政風格也有獨到之處：榮寵不驚，敬謹持身，寬仁有加。雍正一朝，允祥始終恩寵不衰，他對雍正朝政局，以及對脾氣暴躁、刻薄寡恩的雍正帝本人也產生了一定影響。

清朝皇親國戚的朝服畫像就如同我們現在的證件標準照，雖然當時還沒有攝影技術，但西方立體人像畫技法已經傳入中國，這種技法描繪準確，西洋宮廷畫

怡親王允祥畫像（多幅）

師或他們的中國徒弟就是承擔這部分工作，因此，我們今天對雍正、乾隆等人的相貌並不陌生。相對地，中國傳統畫的視覺就比較二維化，尤其是山水畫、人物畫，著重的是輪廓勾勒，寫意為主，細節上無法達到西洋畫的精準。

允祥的傳世畫像身穿朝服，跟眼前畫冊上這般便裝模樣似乎有不少差距。畫冊上的主人臉型微胖，稍帶中年人的幾分油膩，而朝服畫像的允祥則是雙頰瘦削，眼神幽峻幹練，不由令人懷疑這幅「生活照」上面的人真是允祥嗎？

這二十多年來，清宮題材電視劇大行其道，康熙、雍正、乾隆幾位帝王都是劇中的常客或要角，與他們關係密切的大臣、兄弟、子女、妻妾更是輪番粉墨登場，不少原本對清史不太熟悉的觀眾也對這些歷史人物如數家珍。但論起劇情，真真假假，畢竟虛構成分居多。

參照傳世畫像，允祥似乎沒有影視劇上那樣英俊瀟灑，而且細看不難發現他的眼神不僅憂鬱，而且臉龐偏瘦，缺乏神采，讓宮廷畫師仔細描繪、刻意美化的畫像居然是這副模樣，看來真實的允祥並非身體健康的親王，難怪他僅僅才活了四十四歲！

史書記載，青少年時期的允祥很得父皇康熙帝的寵愛，書不但讀得滾瓜爛熟，而且擅長詩文，還勇武非凡，真是文武雙全。有一次，他陪同父皇狩獵，一隻猛虎突然從樹林中一躍而出，眾人頓時驚慌失措，而少年允祥卻手持利刃，奮不顧身撲向猛虎，此事被鄭重寫進史書，可見康熙帝對他的鍾愛。

按照一般規律，即使允祥由於競爭對手太多、在兄弟中排序較後而無法獲得皇位繼承人的身分，也應該深受父皇重用、位極人臣才是，可事實上，允祥在康熙朝後期卻沉寂得無影無蹤。

一方面，康熙晚年深陷諸子奪嫡的苦惱與憤恨中，光是太子就被廢立了兩次。允祥雖然沒有明確參與爭奪皇位的纏鬥，但難免被拉幫結派的幾位皇子牽連其中，惹得康熙帝大怒，遂將其罷黜，不再起用。至於允祥到底犯了什麼具體過錯，史書上沒有記載，或許是日後允祥在雍正一朝飛黃騰達、深受其兄雍正帝的寵信，讓史官將「不良紀錄」刪除得一乾二淨。

上述這是傳統說法，即牽連獲罪導致失寵。

即使英雄也怕病來磨

另一方面值得注意的是，允祥的身體狀況開始出現令人擔憂的跡象。

康熙五十年六月初四，皇子胤祉等上了一道奏報「大夫治療胤（允）祥毒瘡情形」一折，後附同年五月十日的大夫診治書，據太醫院外科大夫祁嘉釗奏：「康熙五十年三月初一日奉旨看十三阿哥恙，係溼毒結於右腿膝上起白泡，破後成瘡，時流稀膿水，原曾腿痛，時痛時止，一年有餘，復出此恙，看外形皮薄毒淺，唯筋骨時常作痛，恐其內發成鶴膝風症。臣屢經此症，皆不奏效。」

從這份診治書中，我們至少可以推斷出，允祥在康熙四十九年（當時二十四歲）就已然抱恙，日益嚴重，並於康熙五十年惡化。由於病症頑固，很可能糾纏了允祥相當長一段時間，必然影響到允祥的一切戶外活動，乃至日常生活、工作與休息。

《八旗通志初集》記載：「聖祖（康熙）在熱河，偶遣中使回宮。王（允祥）迎問起居，墮馬脫腫，強自抑按，仍齊集請安，不自知其足之傷也。」為了迎接從塞外回來的使臣，允祥居然不小心墮馬，很可能當時就已經有下肢的疾病了。

另外，康熙皇帝身在塞外時就曾多次在朱批中詢問允祥的病況，並表示出了擔憂的心情。

也許，允祥糟糕的健康狀況讓他無法繼續承擔任何工作，也就自然從人們的視野中消失了，這說不定是父皇對他的保護呢！不管真相如何，這位本該大有作為的皇子在康熙生命的最後十年，暫時「隱退」了。

老皇帝去世，四阿哥胤禛繼承大統，這位刻薄的雍正皇帝幾乎對所有當年曾經參與奪嫡的兄弟、所有與他關係不睦的兄弟，都採取了嚴厲的打擊報復手段。唯獨對十三弟，依然保持著一貫的信賴和友善。在諸兄弟中，允祥與胤禛最為要好，雖不是同母所生，卻親如手足，「昔幼齡趨侍庭闈，晨夕聚處，比長，（胤禛）遵奉皇考之命授弟（允祥）算學，日事討論，每歲塞外扈從，形影相依。」這不僅僅是二人從小一起長大、關係密切，而且還因為允祥是胤禛政治上最忠誠可靠的夥伴。

雍正登基，允祥從此風生水起，一下子成為兄長最倚重的大臣，終於可以一展政治才華了。

不過，他不知道他的生命只剩下八年，這八年得在病體與日夜操勞中度過！允祥被任命為總理事務大臣，並賜封怡親王，成為雍正一朝的中流砥柱。在政事處理上，雍正認為，「至於軍務機宜，度支出納，興修水利，督領禁軍，凡營中府中，事無巨細，皆王（允祥）一人經畫料理，無不精詳妥協，符合朕心，無煩朕之指示」，更在〈賜怡親王〉詩中褒獎允祥：「夙夜小心，以忠以誠，弼予一人。」這句詩可說以最簡鍊的方式概括出了允祥在雍正朝位高權重還恩寵有加的最主要原因。

作為兄長依仗的重臣，允祥的責任心極強，他甚至會把庫房的鑰匙也帶回家。他的兒子弘曉說，自己在晨昏定省之時，常見父親將「軍國重務」帶回家料理，「手不停批」。雍正四年，允祥生了重病，四個月間斷斷續續不能痊癒，但他本身卻絲毫沒有閒著——四月上旬忙著州府重新劃分、官兵管理以及雲南鹽務事宜，四月中旬和五月就親自去勘探河道、上水利繪圖，六月籌劃將附近省分糧食調福建以濟民、清查當地虧空，七月又出京研究如何新開河道、安排河工，真可謂鞠躬盡瘁！

雍正七年秋、冬，允祥已經病體難支了，雍正令太醫院使劉聲芳擔任戶部侍郎，就是為了讓劉聲芳在允祥身邊，為其隨時診療。但是，允祥仍盡力四處巡查，「往來審視」，費盡辛苦，「常至昏夜始進一餐」，過度疲勞必然加劇了他的病情。

次年正月初八，北運河青龍灣修築減水壩，允祥還想去現場勘察，無奈「一病沉廢，已矣何言」。三個月後，即雍正八年五月初四，允祥病故，年僅四十四歲。對兄長，允祥可謂嘔心瀝血，甚至在彌留之際，也要親手參與雍正百年後的陵園設計，難怪雍正評價他——「唯知有君，而不知有身。」

對允祥的去世，雍正帝是發自肺腑的悲痛，以致飲食無味，寢臥不安。本來雍正登基後，諸兄弟為避諱，將名中的「胤」字都改作了「允」字。允祥薨後，為了突出自己跟允祥的情誼與別的兄弟不同，雍正破除皇帝名字的避諱，下令恢復其原名——胤祥，並令配享太廟。

如此看來，從康熙晚年開始，允祥就一直患病，病情反反覆覆至少十幾二十年，再加上過度操勞，一直處於不健康的狀態，他的容貌瘦削是可以理解的。

那麼，允祥到底得了什麼病？他的身體狀況為何如此糟糕？

神祕關節炎：鶴膝風

康熙五十年的時候，太醫已經診斷過允祥右側膝關節患有「鶴膝風」，這可是難以痊癒的疾病。

按照中醫的說法，鶴膝風是指以膝關節疼痛、腫大、股脛肌肉消瘦為特徵的疾病，形如鶴膝，常以各種症狀描述或以其他病名散見在古籍中。如《黃帝內經．靈樞》云：「膝臏腫痛。」隋代巢元方在《諸病源候論》指出：「小兒稟生血氣不足，即肌肉不充，肢體柴瘦，骨節皆露，如鶴之腳節也。」《太平惠民和劑局方》又云：「兩膝腫大痛，髀脛枯臘，但存皮骨，拘攣蜷臥，不能屈伸。」

有的病患緩慢起病，膝關節紅腫、疼痛反覆發作，病勢纏綿，肢體活動減少，漸出現肌肉萎縮。有的起病急驟，膝部紅腫熱痛明顯，常伴寒熱交作，疼痛劇烈，夜間尤其明顯。《瘍科心得集》云：「有發之暴者為水鶴膝，有發之緩者為旱鶴膝。寒熱間作，膝之內外皆腫，色微紅，熱光亮，股形漸覺細小，此實邪也，為輕證。」《瘍醫大全》則說：「若兩膝內外皆腫，痛如虎咬之狀，寒熱間作，股漸細小，膝越腫大。」

從現代醫學的角度看，鶴膝風涵蓋了風溼免疫科、骨科、感染科等多種疾病，如風溼免疫科的類風溼性關節炎、骨性關節炎、脊椎關節炎、痛風性關節炎等，骨科常見的創傷性滑膜炎、色素沉著絨毛結節性滑膜炎，感染科常見的結核性關節炎、化膿性關節炎等等。

當年太醫的記載是「右腿膝上起白泡，破後成瘡，時流稀膿水，原曾腿痛，

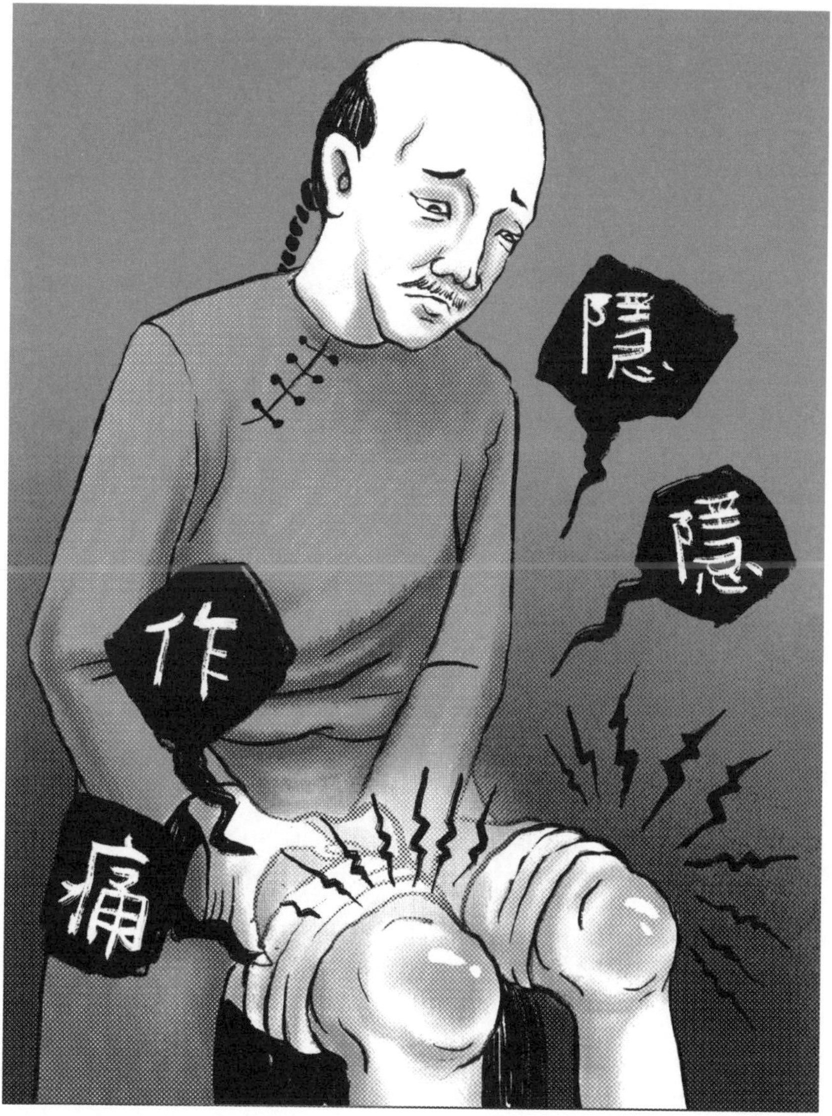
隱
隱
作
痛

時痛時止」。此後，允祥的病情並無好轉，全身狀態每況愈下，如此看來，這膝蓋上的疾病像是一種難以根治的感染性疾病！

在當時，青壯年之中最常見的關節感染性疾病大概就是結核性關節炎了。結核性關節炎是由原發病灶（如肺、胸膜等）中的結核桿菌通過血循環、淋巴液直接蔓延至骨、關節而引起的關節炎，此病多發於兒童和青少年（尤其是膝關節），是危險的傳染病。在抗結核藥物發明以前，骨與關節結核的治療主要是休息、加強營養等有限的方法。抗結核藥物的臨床運用是治療結核性關節炎的重要手段，不過在清朝早中期，這類藥物尚未面世，想要根治基本上不可能。

結核性關節炎起病隱匿，常伴有低熱、盜汗、心悸、失眠、倦怠及體重減輕等全身結核中毒症狀。初期，局部隱痛，轉變為全關節結核時，疼痛加重，局部腫脹、壓痛，活動受限，若關節內膿液增加或發生混合感染，甚至破潰流膿，局部疼痛亦加重。至後期，關節畸形，呈纖維性強直，疼痛反而消失。

當結核桿菌在體內得不到遏制和殺滅時，時間一長，就有向全身擴散的危險，進而耗盡身體的營養。難怪允祥的正式肖像畫上，臉部瘦削，缺乏神采，似有病容了。他最終極有可能死於結核導致的多器官受累、全身衰竭。

還有一點不容忽視，就是允祥晚年的心境是極端憂傷的。

為什麼這樣說？

原來，他深陷接連喪子喪女的痛苦之中。古代的幼兒夭折率和青年病死率相當高，哪怕是清朝皇室，也難以避免厄運，類似天花這樣的傳染病，可以在很短時間內致人於死地，而有效的預防手段則很少。像乾隆皇帝雖然在位時間最長，但他的子女能活到成年者也不多，以至於晚年的繼承人選擇很有限。

允祥的次女於雍正四年三月卒，年僅二十歲。第九子阿穆瑚琅，雍正五年閏三月卒，年僅兩歲。第八子綬恩，雍正五年七月卒，年僅三歲。第三子弘暾，雍正六年七月卒，年僅十九歲。第六子弘昑，雍正七年二月卒，年僅十四歲。

如此殘酷的現實，哪能讓允祥不悲傷？他的身體狀況本來就很不理想，再加上這一連串精神打擊，必然使身心問題雪上加霜，加劇了病情惡化。

步步驚心，鞠躬盡瘁

回到原先的話題上，畫冊上的人物到底是不是允祥呢？

畫作的人是蔣和，活躍在乾隆時期而不是康熙時期；畫作的人物像是中年人，而作品題款卻寫「康熙五十九年」，那時的允祥還是青年人呢；另外，作品中出現「訥齋主人」的字樣，史書記載，「訥齋主人」確有其人，也的確是怡親王，但這位怡親王是允祥承襲爵位的孫子——永琅。總之，一切都在自相矛盾之中，使得這幅畫謎影重重。

誠然，允祥偶爾也有悠閒的心境，在〈月夜〉詩中，他云：

虛廊晏坐夜深深，偶得新詩喜獨吟。
萬籟無聲風不動，一輪明月印波心。

不過，大多數時候，他恐怕都在與病魔苦鬥，都在政治漩渦的邊緣遊走，或者都在忙於兄長的「國事」，因此，他的臉龐應該早早就刻上瘦削的線條和苦悶的眼神——那是慢性消耗性疾病的折磨，再加上沉重的工作壓力所致！由此，我覺得畫冊中的人不是允祥。

還有允祥內心深處不能說的憂鬱，那就是兄長雍正帝的為人。儘管雍正對允祥之死曾哀婉說：「朕因怡親王仙逝，中心悲痛，雖強自排遣而飲食俱覺無味，寢臥皆不能安。」甚至認為允祥的離世是自己「有獲罪於上天皇考之處，而奪我忠誠輔弼之賢王」。但不可否認，允祥只是他手中一件重要的工具，這件工具純粹是為皇權服務。當初，年羹堯、隆科多都是雍正的親密重臣，雍正甚至對年羹堯說過不少肉麻的讚譽，然而，一旦發現這些人不好使、不聽話，他便翻手為雲覆手為雨，將他們趕盡殺絕。

允祥不可能不知道這宮廷的險惡，不可能不知道兄長的反覆無常，因此他必然是步步驚心，後半生如履薄冰，伴君如伴虎啊！

他也就只能投其所好，竭盡所能滿足兄長一切合理和不合理的要求。活得這麼累、這麼鬱悶，英年早逝，悲哀乎？幸運乎？

戲劇裡的宰相——劉羅鍋真的是「羅鍋」嗎？

劉羅鍋，即劉墉，一七一九—一八〇五，清朝山東諸城人，世代簪纓，是乾隆時期重臣，名列清代四大書法家。

知名度最高的駝背佬

羅鍋，是中國北方的方言俗稱，形容駝背之人或拱形之物。

那麼，中國最著名的「羅鍋」是誰？不少人會異口同聲地說：「劉羅鍋！」受二十多年前中國知名電視連續劇《宰相劉羅鍋》的影響，很多觀眾不但以為清朝真的有「宰相」一職，還以為劉羅鍋的原型——劉墉，真的就是一個「羅鍋」、一個瘦小的老頭子。

劉墉，乾隆時期的重臣，其在螢幕上的形象，基本上可以概括為：聰明才子、智鬥和珅、忠於皇帝卻又敢於調侃皇帝、為官清廉、為民謀利。然而，就容貌而言，不敢恭維，此人五官略顯猥瑣，身體瘦小，沒到老年就彎折了腰，一副未老先衰的模樣。

電視劇從來就是編劇、導演發揮自由想像的試驗田，同時又必須迎合觀眾的欣賞心態、觀賞趣味和普羅大眾的價值觀。劉羅鍋的形象，大概是受到民間傳說的浸淫，經過編劇、導演和演員的誇張演繹，終於成為一代螢幕經典，深植於人們的印象中，就像關羽、張飛的形象一樣，完全取代了歷史上的真人實事。劉羅鍋的形象如此深入人心，顯然是民間的清官崇拜心理和喜劇觀賞心理發酵的產物——一個其貌不揚的瘦小男人，卻擁有無限的智慧、學富五車的才華，還有靈活的手段、為民請命的膽魄。

但是，歷史遠比現實複雜得多。人們常常理所當然地認為「宰相」或「丞相」是皇帝身邊一人之下萬人之上的百官之長，這個認識與歷史真相頗有偏差。其實，「宰相」或「丞相」僅僅是後人形容位高權重者的代名詞，從宋代開始，政府機構大多數時間都不設置「宰相」或「丞相」一職，比如北宋王安石，後人往往把他說成「宰相」，但他實際上擔任的是「參知政事」，只能說是具備宰相的部分職能。明、清兩代，自從朱元璋廢除丞相後，根本就再也沒有這個職務名稱，取而代之的是內閣大學士、軍機大臣等職，這些官員分攤了古代宰相的職能，而且同一時間，相同職務的還不止一人，顯然並沒有單一位大臣能「獨步天下」、總攬朝政，要知道明、清兩代的帝王已經把中央集權玩得爐火純青，誰想獨自專權也不容易，更不要說試圖分割皇帝的權力、架空皇帝了。

劉墉，從曾祖父一輩開始就世代為官，而且是朝廷命官，尤其是父親劉統勳更是乾隆皇帝倚重的大學士，比劉墉更有資格說是一代名臣。有了父輩的光環和蔭恩，生於書香門第的高幹子弟劉墉自然學識過人，仕途發展也大致順暢。他於乾隆十六年中進士，歷任翰林院庶吉士、太原府知府、江寧府知府、內閣學士、體仁閣大學士等職。雖然幾十年宦海沉浮，中間有些波折，也多次因為過失受到乾隆帝的嚴厲批評，但看在他父親的面子上，看在他清廉自守、忠誠勤勉、辦事還算得力的分上，乾隆總體上待劉墉不薄，劉墉也得以善始善終。

值得一提的是，劉墉的書法造詣深厚，是清代著名的帖學大家，被世人稱為「濃墨宰相」，是清代四大書法家之一。

話說回來，劉墉真的是駝背的人嗎？

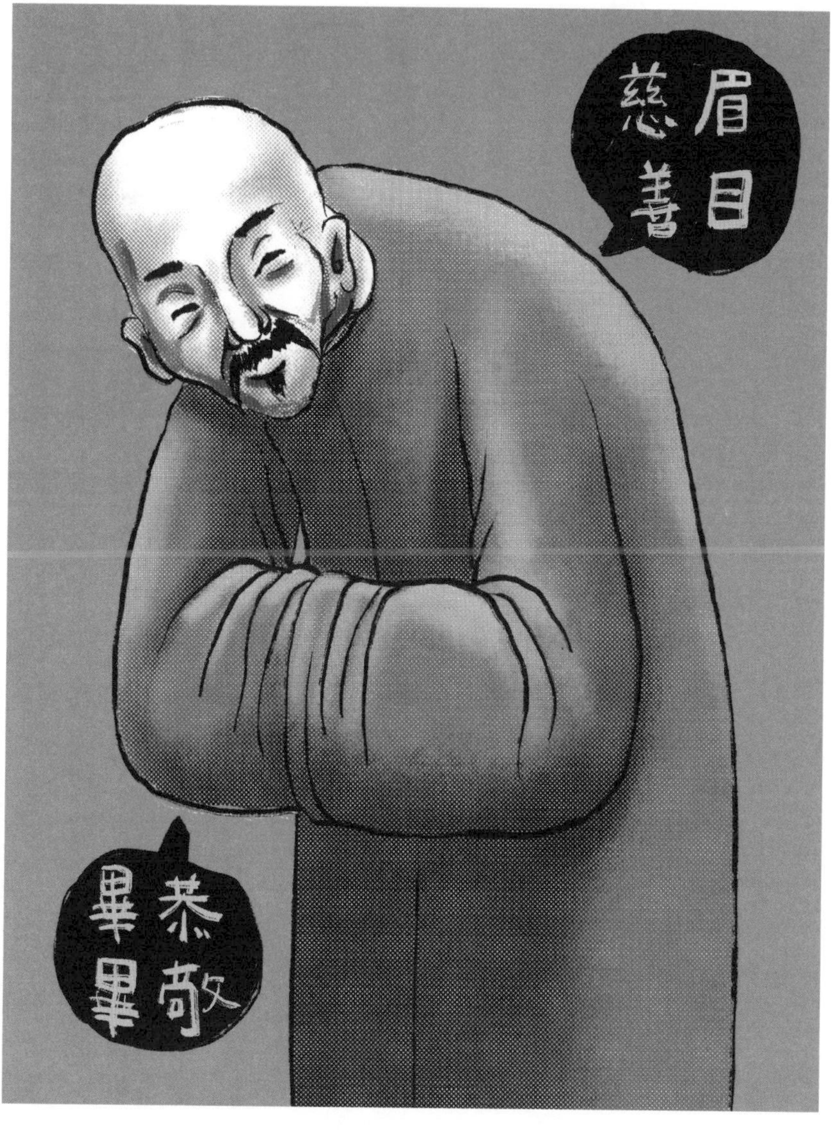
慈眉善目
畢恭畢敬

劉墉畫像

傳世畫像透露了真相

劉墉的寫實容貌主要留存於《清代學者象傳》一書，此書將高官兼書法大家劉墉也一併當作著名學者，裡頭就有他的「標準像」。

《清代學者象傳》是清代知名人物畫像的集結，由葉衍蘭、葉恭綽祖孫接力完成。有清一代，學者眾多，畫像尤富。廣東人葉衍蘭喜好書畫，早在入仕之前就留意搜集歷代名賢畫像，入京為官之後，更「多見真本」，於是精選一百七十一幅畫像，請順天大興人黃小泉加以摹繪，他則親自為每位像主撰寫小傳，因而使大部分清代名賢的風采得以流傳至今。

葉衍蘭是晚清人士，出生時劉墉早已過世數十年，不過他肯定是看過劉墉的原版畫像，才讓人精心臨摹存世，從這個角度說，畫冊裡的畫像還是可信的。

畫像上的劉墉蓄著濃黑的鬍子，面貌清瘦，輪廓分明，雙目有神且英氣逼人，雖然是中年大叔的模樣，卻能想像出年少時的俊朗帥氣，更重要的是，他身板挺直，氣度不凡，只是一身便裝打扮，卻不怒自威，儒雅中透露著剛直的氣質。這一切，跟民間流傳和電視劇塑造的形象，大相逕庭，也絲毫看不出與「羅鍋」有何沾邊之處。

相傳，劉墉的墓在文化大革命期間被破壞，有人發掘出他的屍骨，測量出墓主人的身高在一米八以上，而且看不出明顯的駝背病理狀態。如果這個傳說也屬實的話，那麼劉墉一輩子大多數時候都應該是氣宇軒昂的姿態，「羅鍋」之名極可能是張冠李戴或子虛烏有了。

為什麼好端端的俊男才子劉墉，會被「矮化」成駝背佬呢？

有人推想，劉墉身材原本高大，但越是這樣就越會產生想保持低調的心態，這是古人的中庸之道，更不要說在官場上、在皇帝身邊工作了。從乾隆的畫像推測，並綜合分析其陵墓中屍骨的資料，大致可判斷乾隆的身高不超過一米七，於是劉墉刻意稍稍彎腰、縮短脖子走路，雖略顯謹小慎微，卻不至於給同僚和陛下造成某種心理上的壓力，也讓自己沒那麼張揚顯眼。現實生活中，筆者身邊不少高個子的確會下意識保持這種姿勢，遠遠看起來似乎真有點年輕駝背的感覺。

又有人猜測，劉墉愛好書法，長年累月揮毫不輟，就免不了經常彎腰了，由此他留給一些人「駝背」的假象。的確，果若寫字的姿勢不正確，長此以往，確實容易造成胸、腰部肌肉和骨骼的異常，醫學上叫「脊椎變形」，劉墉有沒有發展到這個地步，我們不得而知。

最重要的解釋是，劉墉這個「羅鍋」外號來源於嘉慶皇帝。當乾隆去世的時候，劉墉也已經八十高齡了，他比老皇帝年輕八歲，雙雙都是那個醫療水準低下年代的長壽明星。繼位的嘉慶皇帝對劉墉印象很不錯，儘管對方已是耄耋之年，仍信任有加，還不時委以重任。

嘉慶四年三月，乾隆剛去世，劉墉就被加封為太子少保，奉旨辦理文華殿大學士和珅植黨營私、擅權納賄一案，隨即嘉慶就處死和珅。年底，劉墉上疏陳述漕政，對漕運中的漏洞體察至深，憂國憂民之情溢於言表，皇帝看後，深以為然。嘉慶七年，皇帝駕幸熱河，命劉墉留京主持朝政，此時劉墉已八十有餘，但時人發現他仍「輕健如故，雙眸炯然，寒光懾人」。不過，畢竟廉頗老矣，嘉慶皇帝還是發現劉墉的身板大不如前，這也是自然規律，無人可以抗拒，哪怕是乾隆這樣的「十全老人」，也終究有駕鶴西去的一天。於是，嘉慶笑稱劉墉為「劉駝子」，其實並無貶義，反而是帶有幾分惋惜和喜愛之情。

一個八十多歲、垂垂老矣的人，有點駝背，就算在今天也實在不足為奇！

其實我們還應該想到，一個歷史人物在民間得以廣泛流傳，必須也得迎合某種大眾的審美心理，也就是說，這個人的外貌特徵占了相當重要的比例——關羽要紅臉兼臥蠶眉、丹鳳眼，包公要黑臉、長鬚兼額頭月牙兒，諸葛亮要羽扇綸巾，程咬金要一臉絡腮鬍加魯莽……，這些外貌特徵原本跟歷史人物相距甚遠，但承載著民間對他們的形象以及特長的認定，便從此定型了。劉羅鍋被後人想像成嚴重的未老先衰，並不是醜化他，恰恰相反，這是反襯他為官剛正清廉，帶有褒獎色彩。而且，一個駝背老頭子的形象，比起那個真實的、威嚴的，甚至帶有些許刻板的劉墉，更可愛，更接地氣，更讓平民接受，這樣的喜劇造型也必定讓人們喜聞樂見。

那麼，老人的駝背為什麼就難以避免呢？這是一種自然規律嗎？

駝背，老年人的困擾

彎腰駝背，常常是老年人的典型特徵，這和骨骼的解剖結構以及老年人的內環境變化有關。

從骨骼的結構說，人的脊柱呈S型略微自然彎曲，保持著人直立、挺拔的體態，維持人體的正常功能，同時也是人體負重的主要支撐部位。脊柱由一節節椎骨組成，猶如竹子一般，椎體主要由蜂窩狀的鬆質骨組成，靠近身體前方的椎體部分，其鬆質骨的含量較靠身體後方的為多。當老年人由於缺鈣等多種原因出現骨質疏鬆時，鬆質骨最先發生骨質疏鬆，骨小梁也會變細變薄、斷裂、空洞，甚至骨小梁數目銳減，導致骨骼的強度下降，鬆質骨內也會發生微小骨折，即壓縮性骨折。骨折發生後椎體會短縮，靠身體前方的椎體較後方的椎體受壓迫短縮得更多、更明顯。此時從側面看，長方形的錐體就成為楔形，呈前短後長的狀態。如果多節椎體都發生同樣的骨折，人的脊柱就會明顯向前彎曲。隨著骨質疏鬆的發展，被壓縮的椎體越多，壓縮的程度越厲害，駝背就會越嚴重。

老年人的駝背嚴重影響了其生活品質，除了造成腰背疼痛、行走不便外，由於胸廓變形，可能壓迫到心臟和肺部，還會出現胸悶、氣短、肺活量減小，甚至引發肺氣腫。不過，由於駝背是隨骨質疏鬆的發展而形成，是漸進的，由輕微到明顯可能會經過很多年的時間。開始時，人們都不太在意，一旦形成駝背，再行治療為時已晚，而在古代，古人不可能懂得駝背的原因，也根本就不存在矯正和治療方法。

在現代，補鈣防治骨質疏鬆的觀念已深入人心。但是大多數人都不瞭解老年人單純補鈣並不能解決骨缺鈣的問題。食物中的鈣通過胃腸道吸收，進入血液，要在人體各種激素和物質的催化作用下，鈣才能被骨骼吸收，而老年人體內激素分泌下降，造成鈣代謝失調，因此血液裡的鈣不但不容易被吸收進入骨骼，骨骼內的鈣還不斷向血液中流失。在這種情況下，老年人吃再多的鈣，都不能使鈣有效進入骨骼，成為堅固的支柱。天長日久，老年人的骨質疏鬆就慢慢不可避免了。因此，要預防和治療骨質疏鬆，必須從老年人的骨鈣代謝入手，進行綜合防治。

而在古代，除了這些基本因素外，由於結核病經常大範圍流行，結核桿菌入侵人體是常有的事，這些細菌不僅破壞肺部形成肺結核，也會腐蝕人體的脊椎骨，形成脊椎結核。於是，脊椎隨之越加脆弱，壓縮性骨折也就越加嚴重，一旦形成駝背就不可逆轉，無法恢復如初了。

所幸的是，劉墉暮年之前，應該沒有如此嚴重的駝背，否則駝背跟相貌醜陋一樣，哪怕你門第再高，在古代都會明顯影響進入官場的機會。

東漢末年時，「鳳雛」龐統和漢中張魯的下屬張松，都空懷一身本領，雖的確有過人之處，但前者入仕困難重重，後者被曹操冷眼嘲諷、拒之千里，原因無他，都是因為長得太醜。

古代公務員的入選條件之一，必須是體態正常、五官端正，最好是英武瀟灑，考官也會對容貌較好者高看一眼。如果第一印象很糟糕，哪怕再有名人推薦、成績再好，也得名落孫山，這雖然有以貌取人的嫌疑，但延續千百年的傳統觀念，有清一代，絕大多數都保留著。即使在今天，有的公司在面試招聘時也會對容貌姣好的女性「情有獨鍾」，說到底容顏也是一種資源優勢。

雖猝死卻可謂之福報

嘉慶九年十二月二十四日，劉墉於北京驢市胡同家中逝世，享年八十六歲。去世前兩天，他還曾到南書房值班，夜間招賓客飲宴，「至晚端坐而逝」。據《嘯亭雜錄》記載，劉墉死時「鼻注下垂寸餘」，暗合佛語中解脫之意，可說是壽終正寢、功德圓滿。「劉羅鍋」死後獲贈太子太保，諡號「文清」，入祀賢良祠。在嘉慶眼中，他無愧於名臣。

在嚴寒的季節毫無先兆地溘然長逝，筆者首先想到了心腦血管疾病。一個耄耋老人，心腦血管很可能已經出現狹窄的情況，在酒精的刺激和寒冷空氣的影響下，血管突然收縮，導致狹窄部位瞬間閉塞，由此導致心肌梗塞或腦中風。

以發病的迅猛程度看，心肌梗塞會明顯高過腦中風。腦中風從發病到死亡，一般會持續一段時間，甚至拖上好幾天，發病初期還可能出現肢體偏癱、頭痛頭暈或言語不靈的病狀。由此可見，劉墉中風而死的可能性不大。

若是大範圍的心肌梗塞，心臟由於驟然缺血，會引起心室顫動，導致無效噴血，等同於心臟停跳，這種情況下如果幾分鐘內不進行搶救，死亡率極其高——在古代，必死無疑！因此，猝死大多跟心臟病有關。而病患在如此短的時間內離開人世，也的確沒有受到多大的痛苦折磨，在古人眼裡，算是無疾而終了。

即使在今天，很多從事醫療行業的朋友都認為，高壽者因為心臟病猝死，其實算是福報。

劉墉一生都在官場摸爬滾打，他是那個時代的典型官僚，恪守官場的遊戲規則直到終老，他沒有真的像電視劇裡的角色一樣：嫉惡如仇地與和珅鬥法，剛強正直地與乾隆皇帝面對面過招。他所做的，無非是順應皇帝的旨意，執行皇帝的命令，維護大清的統治，乾隆製造的「文字獄」，他同樣參與。只是，他確實清廉、能幹，也肯為老百姓辦實事，官聲甚佳，在那個汙濁的年代已經很難得了。他無痛苦地高壽離世，也許真是冥冥中的福報吧！

一視未必同仁——皇帝也有視力困擾

清高宗愛新覺羅．弘曆，一七一一—一七九九，清世宗雍正第四子，大清入關後第四位皇帝，年號「乾隆」。是中國歷史上壽命以及實際掌權時間最長的皇帝，自封「十全老人」。

皇帝的cosplay

在一幅清代的乾隆皇帝畫像中，筆者看到中年時期的乾隆容貌。不過，他學著他老爸雍正那樣玩起了cosplay——故意穿著寬袍大袖的漢服，頭戴明朝士大夫的布冠，舉目深思，一手握著毛筆，一手捏著鬍鬚，案上筆墨紙硯等文具擺放得似模似樣，儼然一位高士正在醞釀詩文創作。乾隆讓畫匠對他進行「擺拍」，於是便留下了這幅奇特的畫像。

自從入關之後，清代帝王就對漢文化極其崇尚，造詣也頗深，附庸風雅的乾隆就是其中最有代表性的。據說，他除了對四書五經等經典爛熟於心之外，對文

清高宗乾隆畫像（多幅）

學也頗有「建樹」，一生賦詩四萬多首。雖然，大多堆砌累贅、味如嚼蠟，且沒有一首能達到膾炙人口的境界，但好歹也顯示出他對漢文化的無限敬仰。

畫像中的乾隆，眉毛、鬍鬚略顯稀疏，臉部肌肉稍有鬆弛，但皺紋不明顯，對照青年和老年時代的畫像，估計這幅作品大概畫於乾隆四十多歲的時候。畫匠的手法頗為嫻熟，雖然乾隆極力顯示自己的優雅和悠閒，但雙目疲倦的實況，畫匠也如實反映，栩栩如生，以至於我們覺得畫中的乾隆皇帝有點剛睡醒的慵懶模樣。難道是乾隆爺真的孜孜不倦地讀書寫作，或嘔心瀝血地批閱奏章，導致如此疲態？

仔細觀察他案上的物件，儘管都是文人墨客的必備之物，文房四寶——筆墨紙硯，甚至紙鎮、調墨的水注、精美古雅的古玩一應俱全。不過，對於十八世紀的中年人來說，似乎又少了一樣東西。

中年人常年用眼，視力的衰退是不可抗拒的自然規律。況且，乾隆皇帝既要學父皇雍正和爺爺康熙那般勤政，又要研習漢學、不停地進行「文學創作」，更要把剩餘的心思都放在把玩、研究古董上，哪一樣不是耗費精力和折損視力的活兒啊？不把眼睛折騰得酸痛流淚才怪呢！而古代的照明只有靠微弱的蠟燭之光，這也是對視力的極大挑戰。

老花眼與頑固腦

眼睛老花，是自然規律，即使是九五至尊也無法抗拒。

筆者曾參觀過澳門藝術博物館展出的乾隆漆器精品展，對展品中一款設計前衛的乾隆眼鏡漆盒印象深刻——外形兩圓相交，下層泛黃，上層鮮紅，內壁髹黑漆，以金彩描繪蝙蝠，銘文為「五福寶盒」。一副玳瑁框架的眼鏡綴有兩塊水晶，歷經兩百多年依然閃閃發亮，赫然躺於其中，正是乾隆爺的老花眼鏡。

可以想像，老人家在昏暗的燭光下，戴著這副眼鏡欣賞歷朝歷代的書法傑作，把玩稀世的珍寶古董，興味盎然之餘又提筆賦詩幾首，命造辦處刻於心愛器物上，順便又拿起印章毫不留情地在古代名畫上留下鮮紅的印記（有損傷文物之嫌），徹底陶醉在自己的精神世界裡，沉浸在全盛帝國的迷夢中。

和大多數能幹的人一樣，乾隆剛剛接管大帝國時也是精力旺盛、記性超群。此外，他有一點是我們很多現代人不具備的，就是視力完好無損。當時，人們對近視眼的發病原理還不甚了了，近視眼鏡還沒有普及，而老花眼鏡這種設計原理比較簡單的輔助工具在中國已經開始流行了。清朝時，近視的發病率遠遠低於現代。乾隆年輕時也精於騎射，留下不少畫像，看得出他繼承了滿洲人善於彎弓搭箭的本領，每次狩獵往往都收穫頗豐，不像有近視的困擾。

不過，乾隆自命不凡，對於當時已經流行的老花眼鏡很瞧不上，自稱到了中年仍「披閱章奏及一切文字未嘗稍懈，有以眼鏡獻者，究嫌其借物為明，仍屏而弗用」，認為借外物增加視力，治標不治本，有本能的抗拒心理，能不用就盡量不用。

隨著時間的推移，神清氣爽會一步步地遠離中年人的世界。拒絕了老花眼鏡的幫助，乾隆皇帝的工作效率逐漸下降，導致「加班加點」，費時無限，更要命的是，他的業餘愛好也大受影響。政務可以放下，但古董字畫、花鳥魚蟲、吟詩作對須與不能離，不得已，乾隆還是慢慢接受了老花眼鏡，但他只是偷偷使用，除了身邊服侍的貼身太監，少有人能被允許看到他戴眼鏡。至於畫匠，更加不允許在乾隆畫像上留下眼鏡或眼鏡盒的痕跡！

雖然明知老花眼鏡的功效而且自己也離不開這玩意兒，但乾隆還是很不甘心，很嘴硬，對此依舊懷有深深的抵觸情緒。他寫詩說：「老年所必須，佩察秋毫細。然我厭其為，至今未一試。」又強調：「賴彼做斯明，斯明已有蔽。」意思是，佩戴眼鏡來達到明目的效果是「借物」所致，而這也使眼睛本身被鏡片所掩蓋，就算目明也是虛假的。

到底是眼鏡讓真實世界變得虛假，還是造作情緒和頑固態度讓好面子的自己顯得虛假？

人只會一天天衰老，但心態則不一樣，有的人越活越明白越開放，有的人卻越老越死板越頑固，乾隆顯然屬於後一種。即使到了「余昔年喜作蠅頭細書，令所藏卷冊甚多。近作憶昔詩，仍書冊尾，目力頗覺遜前矣」的天地，即使明明離不開老花眼鏡，他還說：「我茲逮古稀，從弗此物憑。雖艱悉蠅頭，原可讀《論》《孟》。」對於眼鏡，表面上還要裝出不屑的態度。直到走進了生命的盡頭，他在八十八歲高齡時寫下了一生中最後一篇眼鏡詩：

古稀過十還增八，眼鏡人人獻百方。
借物為明非善策，蠅頭弗見究何妨。

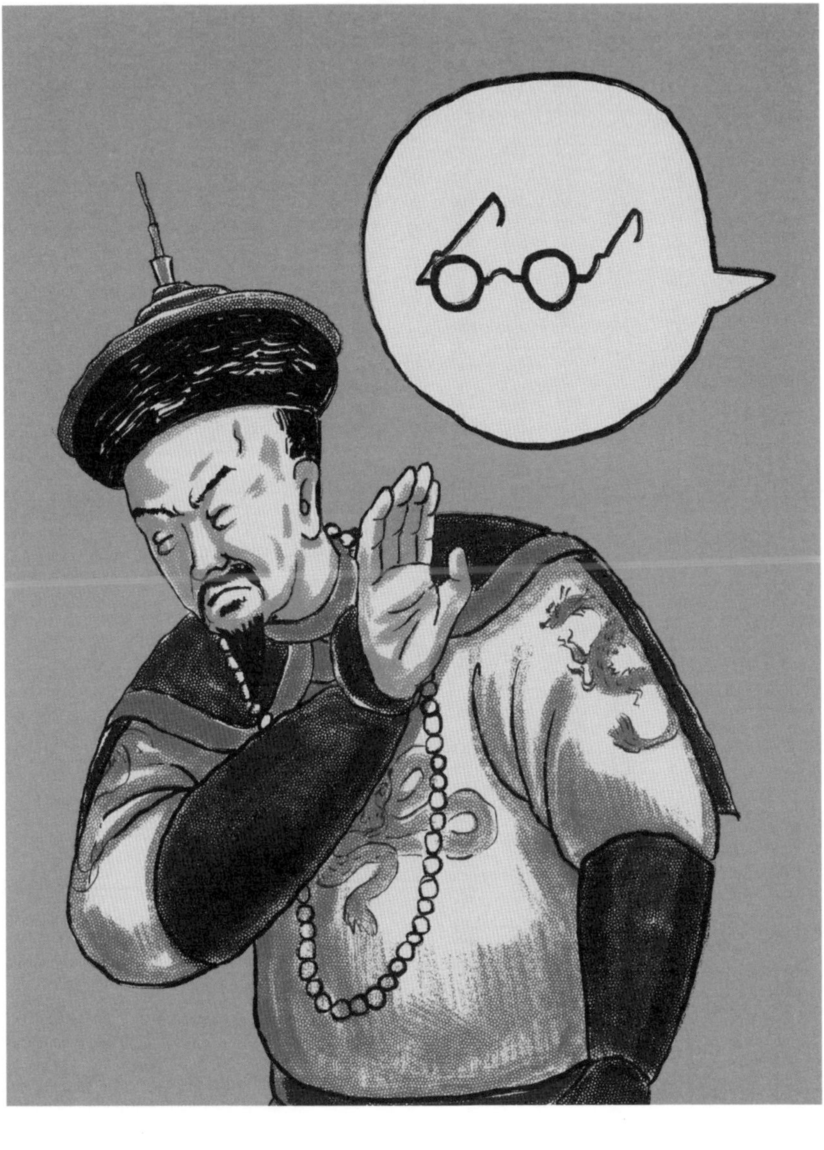

對幫了自己大忙的眼鏡，乾隆至死也不能作出客觀公正的肯定評價，不知道如果身為得力助手的老花眼鏡有生命，該作何感想。

明末清初，許多現代意義的老花眼鏡還是由西洋進口，後來才慢慢本國化。對眼鏡的又愛又恨，又賴又棄，恰恰說明乾隆代表的「天朝上國」妄自尊大、剛愎自用、執而不化的態度，以及試圖掩飾自身機能衰退的力不從心、自欺欺人。當時以及此後，很多中國人都懷有與乾隆相似的心態。

令人感慨的是，乾隆的皇阿瑪雍正皇帝，卻一生對眼鏡情有獨鍾，未曾帶有半點負面情緒，不像兒子那樣，受了眼鏡的好處還一嘴的鄙夷。

清宮史料披露，康熙帝在得到兩廣總督進獻的水晶眼鏡（老花眼鏡）後，試戴感覺不錯，便賜給了當時還是皇子的胤禛（即後來的雍正帝）。年近中年的胤禛，似乎眼睛老花的速度比較快，說戴了父皇御賜的眼鏡才變得「精明」，辦公的效率大為提高，簡直如虎添翼。後來，雍正配戴的眼鏡全由內務府造辦處製作，造辦處檔案詳細記錄了雍正有關眼鏡的不少旨意，如「將水晶、茶晶、墨晶、玻璃眼鏡，每樣多做幾副，俱要上好的」、「照朕用的眼鏡，再做十副」。據不完全統計，造辦處為雍正專門訂造的各式眼鏡達三十五副之多。雍正把這些眼鏡安放各處，每到一地，隨手可取，信手拈來，經常起居的紫禁城與圓明園，甚至他的鑾轎，都放有御用眼鏡，恨不得御廁也備上一副。雍正皇帝的審美情趣不低，生活品味不俗，對眼鏡款式的要求自然就很高了。

歷史到底給大清開了一個玩笑。雍正恐怕是清朝乃至中國歷史上所有帝王中最勤政的一個，除了把玩藝術品和修煉丹藥外，似乎沒有過多私欲和其他愛好，每天殫精竭慮、工作不停，批閱的奏章堆案盈几，只有新年與壽辰才稍作休息，為大清朝嘔心瀝血工作了十三年就匆匆撒手人寰，這位「工作狂」對眼鏡的偏愛，大概純屬出於對工作效率的剛性追求，反倒沒有其子乾隆那麼多條框偏見、陳規陋矩、陳腐思維。兒子不如父輩開明，這樣的朝代還能有多大活力？

看來乾隆老年的昏聵，不全歸咎於他的老年癡呆症，至少部分歸因於此君的眼界、學識和胸襟。就政治素養而論，他遠不及祖父和父親，在歷史的浮光掠影中，他更像是個富家公子，享受祖上積累的財富、過上有品質的生活才是他首要之務。難怪啊，現在有些人充其量是富二代、富三代，就已經不學無術，只知追逐聲色犬馬，人家乾隆爺可是富「六」代呢（從努爾哈赤算起）！

誰都躲不掉老花

雍正、乾隆中年之後在讀書寫字時吃盡苦頭，都是因為得了老花眼。老花眼鏡是凸面鏡，與放大鏡類似，配製工藝不算複雜，可以大致配出鏡片而人人相互使用（如康熙把眼鏡賜給雍正，效果立竿見影），視力未必全然糾正，但由於能放大字圖，總比沒有戴要好；而近視眼鏡則不然，它是凹面鏡，需要一對一地進行視力檢測後才能製出適宜的鏡片，同一鏡片很難適用不同的人。

老花眼是正常的生理現象，嚴格來說不是病，也不是老年人才有。人到四十歲以後，隨著眼部的水晶體彈性變差逐漸硬化，睫狀肌調節能力減弱，使人眼無法有效調節眼球的形狀（軸向變化），只能通過調節眼睛與所視物體的距離，對近處的物體必須移遠才能看清楚，這時的眼睛狀態就稱為老花眼。

老花眼主要有兩大表現：第一是近距離閱讀困難。閱讀時需把書本拿遠，或需要在光線強的地方才能看清。第二是視疲勞。隨著調節力減退，閱讀的需求接近調節力極限，閱讀時幾乎要動用眼睛全部的調節力，導致不能持久用眼，容易發生眼脹、頭痛等視疲勞症狀。

歷史上很多名人都有視力問題。

宋人葉夢得的《石林燕語》記載：「歐陽文忠（脩）近視，常時讀書甚艱，唯使人讀而聽之。在政府數年，每進文字，亦如常人。」在仁宗至和二年，四十八歲的歐陽脩就作詩曰：「病目故已昏，墨不分濃淡。」五十七歲時，他在〈乞外任第一表〉稱：「唯兩目之舊昏，自去秋而漸劇，精明晻藹，瞻視茫洋，冬春以來，職業多廢。」後來發展到「日益昏澀，看讀文字，艱難憂慮，職事曠廢，有誤國家」、「兩目氣暈，尤更昏然，僅分黑白」，除了影響他吟詩作文，還嚴重干擾了政務工作。很難說歐陽脩是近視還是老花，但發展到「僅分黑白」讓人懷疑他是否合併了青光眼。

北宋政治家兼文學家、史學家司馬光大約在四十五歲的時候開始竭盡全力撰寫《資治通鑑》，費時十九年。司馬光編《資治通鑑》時，居家極其簡陋，夏天悶熱難堪，汗水常滴在草稿上，就請匠人另闢一地下室避暑，夜以繼日在地下室查閱資料並著書立說，長期在艱苦環境中過度用眼，必然加速視力損耗。

宋神宗熙寧三年，司馬光五十一歲，給皇帝的奏摺中說自己「素有目疾，不能遠視」，實在不能勝任「樞密院副使」一職。看來，司馬光原來可能就是近視，經過數年的艱苦著書，視力更差了，到了中老年之後又合併了老花眼。

司馬光晚年在詩中感嘆「昏花病目不自惜，服膺盥手書一能」，書成之後，他給皇帝進表說：「臣今骸骨癯瘁，目視昏近，齒牙無幾，神識衰耗，目前所為，旋踵遺忘。臣之精力，盡於此書。」司馬光確為《資治通鑑》付出大量心血，成書不到兩年，便積勞而逝。

戴眼鏡，不羞恥

人可以預防近視，可以盡量避免其他眼科疾病，但終究不能闖過老花這一關。

老花眼者要想在原來習慣的距離上視物就必須配戴老花眼鏡進行視力矯正，視野才能重新回歸清晰，否則就得彆扭地把事物推離自己才能奏效。毫不誇張地講，老花眼鏡是每個人步入中年後的第二雙眼睛。老花度數與年齡相關，例如，四十五歲時老花是+1.50D（即一五〇度）左右；到了五十歲，不管你戴不戴眼鏡，老花都會增加到+2.00D（即二百度）左右。

倘若已出現了老花，像乾隆爺那樣諱「疾」忌醫（老花也未必算是疾病），強撐著想少戴老花眼鏡，導致睫狀肌精疲力竭也調節不了，一定會加重視力困難，產生頭昏、眼脹等許多症狀，影響生活和工作，這是很不明智的。所以，老花眼鏡當配即配，不要延誤。年齡增長後，原先配的老花眼鏡度數不夠了，也要即時更換，長時間配戴不合適的老花眼鏡，不僅會給自己的生活帶來諸多不便，還會加速眼睛老花的進程。

中國早期眼鏡的圖像及實物存世不多，中國國家博物館所藏的明代畫作〈南都繁會景物圖卷〉中，就可見當時南京街頭一老者戴著眼鏡。

其實，明代時眼鏡就已在士大夫之中使用，明人田藝蘅在《留青日札・靉靆》載：「提學副使潮陽林公有二物，如大錢形，質薄而透明，如硝子石，如琉璃，色如雲母，每看文章，目力昏倦，不辨細書，以此掩目，精神不散，筆畫倍明。中用綾絹聯之，縛於腦後。人皆不識，舉以問余。余曰：此靉靆也。」靉靆，原指濃雲遮日，在明代就是眼鏡的代名詞。文中提到的林公，很可能就是佩戴了較原始的老花眼鏡。

隨著西方技術的傳入，明代不僅出現了眼鏡，而且明末清初時蘇州還出了一位傑出的技師，名叫孫雲球，據說他能按人的年齡和不同的視力程度研製老花等鏡片，並編製了一套「隨目對鏡」的驗光方法用以驗目配鏡。孫雲球留下一部名為《鏡史》的科技著作．對推動後世眼鏡工藝技術起著不可估量的作用。

可見，眼鏡對乾隆時代的人來說，早就不是什麼新鮮事物。然而，以乾隆帝為首的守舊集團，還是死抱著「保養元氣，養出精光」的護眼信條，名為遵循中華傳統，實質上不過是戴著有色眼鏡窺視外來先進事物，內心的自卑和盲目的自大，極不協調地混雜其間，看不清世界潮流，看不清歷史規律，看不清王朝隱患，終於為這個古老的國家種下禍根。

從某種意義上說，不是年老和疾病剝奪了乾隆的視力，真正剝奪他「視力」的，是他冥頑不靈的腦筋、剛愎自用的性格。

悲情天子——避暑山莊的遊魂

清文宗愛新覺羅．奕詝，一八三一—一八六一，清宣宗道光第四子，大清入關後第七位皇帝，年號「咸豐」。在位期間先後爆發太平天國之亂以及英、法聯軍之役（第二次鴉片戰爭），駕崩於承德避暑山莊。

龍脈自此斷絕

清朝到了咸豐皇帝這一代，悲劇性地迎來了皇室的傳承轉折點，他是大清最後一位通過「祕密立儲」方式繼承皇位的君主。原因很簡單，從他開始，後續繼位帝王的體質都相當差，而且生育能力急劇下滑，壽命也跟前代相比明顯縮短。

咸豐皇帝只活了三十歲，育有兩子，長子同治帝載淳僅僅活了十九歲，次子生下來就夭折。同治無子，去世後由堂弟載湉（光緒）繼承大統。光緒帝享年三十八歲，無後。最後繼位的是姪子宣統帝溥儀，他也無後。

大清皇帝的後代繁衍萎靡，自然不需要再擔心發生前代諸皇子爭奪大寶的慘劇，於是「祕密立儲」便毫無意義可言。想想康熙、乾隆兒女數十人，在位時間又超長，雍正、嘉慶、道光也子嗣昌盛，相比之下，咸豐之後簡直慘不忍睹。

咸豐帝，愛新覺羅氏，名奕詝，為道光帝第四子，是清朝自入關以來的第七位皇帝，十九歲登基。他才能平庸，還生不逢時，當時的大清帝國已經日薄西山，咸豐剛繼位，醞釀已久的太平天國運動一舉震動全國，清廷一度搖搖欲墜。

不久，第二次鴉片戰爭爆發，清廷與英、法交戰失利，又被沙俄帝國趁機掠去東北大片領土。一八六〇年，英、法聯軍進攻北京，咸豐帝下詔對兩國宣戰，命驍勇善戰的蒙古鐵騎禦敵，無奈清軍裝備落後、戰法原始，再次一敗塗地、全軍覆沒。最後北京淪陷，圓明園、清漪園等被焚掠，清廷被迫與列強簽訂一系列不平等條約。咸豐帝在京師陷落前倉皇逃往熱河（今承德），一年後，即一八六一年農曆七月十七日（新曆八月二十二日），喪權辱國的咸豐帝崩於承德避暑山莊的煙波致爽殿。

那麼，咸豐皇帝的健康問題出在哪裡？

先看看咸豐帝的長相。

清文宗咸豐畫像

咸豐帝的朝服畫像是流傳最廣的御容。此外，根據內務府檔案的記載，如意館畫士沈振麟曾在同治年間繪製了兩幅咸豐帝聖容，這兩幅聖容均先畫稿，呈覽給恭親王和兩宮皇太后後再進一步修改。畫像上的咸豐帝，臉容瘦削，皮膚白皙，文靜有餘而勇武不足，甚至眼神抑鬱，看起來就像打不起精神，整個狀態隱隱約約讓人覺得有點弱不禁風。

咸豐帝在眾清帝中的口碑並不好，歷史上也頗有爭議。民間關於他縱情聲色，甚至抽鴉片的傳聞很多，認為荒淫無道的生活早就掏空了帝王的身子，加速了他的死亡。

不過，哪怕這些傳聞是真的，究竟是何種疾病仍值得商榷，因為「荒淫無道」不過是加速他死亡的誘因而已。

死也不想回京

咸豐帝的身體自幼就不太好，甚至有野史說他的生母為了爭寵、贏得兒子出生的先機，竟然服用催生藥物，導致咸豐早產。儘管流言不一定真實，但咸豐的確早早就和病魔交過手了。

《道咸以來朝野雜記》記載：「文宗體弱，騎術亦嫻，為皇子時，從獵南苑，馳逐群獸之際，墜馬傷股。」身體本來就不太好，還騎馬摔傷了腿，真是禍不單行。更糟糕的是，他小時候還得過天花，像祖先康熙一樣，僥倖存活而留下滿臉麻子疤痕，當然這些都不允許在傳世畫作上表現出來。

我們大致能判斷，咸豐帝的身體素質原本就比較孱弱，稟賦不好。

咸豐駕崩的承德避暑山莊卻是一塊寶地。承德，古稱熱河，是連接華北和蒙古的環山盆地，清朝時期這裡水草豐美、山林茂密，而且人煙罕至，最重要的是，氣候溫和，夏日涼快怡人，對比北京的酷暑，這兒就是天堂。康熙皇帝在此地首創行宮，並在周邊開設圍獵場所，常常興師動眾帶領八旗子弟和清朝官兵前往草原打獵、練兵。熱河距離京師三百多公里，不算太遠，清朝皇帝們自康熙之後也經常藉著打獵之名前去度假，有時居然一去就幾個月甚至半年，康熙、乾隆還幾乎年年都去，同時處理政務和籠絡塞外的蒙古人和西藏喇嘛。那座著名的壯麗行宮就是承德避暑山莊，經過乾隆帝擴建和優化，又揉進了不少南方景緻，比起圓明園不會遜色多少。

然而，風景絕勝的避暑山莊也不是給每個清朝皇帝都帶來福祉，咸豐帝的爺爺嘉慶帝就是長途跋涉到達山莊後立刻病倒，很快撒手人寰，疑似中風逝世。

咸豐帝託詞說是「木蘭秋獮」，實際上是逃難而至，心情當然完全不一樣。他沮喪、恐慌、悲憤，這些嚴重的負面情緒自然都容易造成健康狀況的惡化。

儘管京師的戰火不久就平息，洋人也沒有進一步追擊，表面上是簽約之後就會迎來短暫的和平。但咸豐沒有離開避暑山莊，直到一年後死去，也沒有離開半步。自從他死後，這座偌大的莊園就徹底敗落了，咸豐帝的後繼者沒有一個曾經蒞臨這塊寶地，山莊從此雜草叢生、自生自滅。

咸豐不回北京，原因相當複雜。他對占領紫禁城的洋人依舊心懷疑慮和畏懼，對北京的情況半信半疑，對留守京師的六弟恭親王奕訢也頗多猜忌。同時，他越是住下去就越是迷戀避暑山莊的楚楚動人，對悠閒生活的依戀與日俱增，在這裡，他可以豁出去享樂，再沒有像在北京紫禁城裡那樣受到種種條條框框的限制，也少了大臣太后苦口婆心的勸戒，他徹底陶醉在戲曲、美女和美景之中，樂不思蜀了。此外，他還特別厭惡西洋使節在北京等候他親接外交文書這一繁文縟節，與洋敵共處一室簡直有損他無上的尊嚴！

最後不得不說的是，咸豐帝身體每況愈下，也許回北京已經力不從心了。

很多影視作品都反映過清帝喜歡喝「鹿血」治病或保健，最早是八〇年代的電影《火燒圓明園》。影片中，香港影帝梁家輝扮演咸豐，有下屬為咸豐生取鹿血，做法是將鹿驅趕到一處，將鹿頭固定住，以特製的鋸子鋸開鹿茸，再擺個碗在下面接血，每日送到皇帝面前供其飲用。近年紅火的《如懿傳》也不例外，而鹿血更成了壯陽飲品。在劇中，令妃魏嬿婉看乾隆最近身體不佳，設一計謀讓皇帝喝下鹿血酒，一次召喚多位嬪妃侍寢。這些並非空穴來風，的確有歷史根據。

《清稗類鈔》，是晚清遺老徐珂所編撰，對研究清代文史頗具價值。資料大半是作者歷年閱讀時隨手劄記而成。其中有一段記載：「文宗御宇時，體多疾，面常黃，時問醫者以療疾法，醫謂鹿血可飲。於是養鹿百數十，日命取血以進。迨咸豐庚申，英、法聯軍入京，焚圓明園，徇協辦大學士肅順等之請，幸熱河。肅順輩導之出遊，益溺於聲色。辛酉，咯疾大作，令取鹿血以供，倉卒不可得，遂崩。」

清朝的官方史書不會記錄皇帝具體病因、死因，一些歷史細節只能通過民間野史進行推敲，然而這段記載似乎把鹿血捧得神乎其神，實情到底如何？

鹿血能救命嗎

承德一帶和東北的白山黑水一樣，盛產各種鹿，尤其是梅花鹿。直到今天，去承德的遊客都會在當地接觸到大量鹿製品，比如飯菜有鹿肉、鹿羹，保健品有鹿血酒、鹿鞭酒，工藝品有鹿皮袋子、鹿皮座墊等等，舉不勝舉，滿族文化，比比皆是。

而騎射和吃鹿，原本就是滿族人的特色。

清代皇帝愛吃鹿，主要是繼承滿州祖先的習慣。故鄉東北地區天地嚴寒、森林濃密，最適合鹿群生長，肥美的鹿成為重要的肉食來源。入關以後，滿人大口吃肉的愛好不變，而且受到漢文化的影響，把和「祿」同音的鹿當作吉祥的象徵，更是喜愛有加。何況，漢文化中的烹調技法極其高超，讓原本就美味的鹿肉越加讓帝王們欲罷不能。清代吃鹿的場合包含宮廷宴會、皇帝御膳，飯桌擺各種鹿「料理」就不用說了，祭祀祖先的時候也要放幾盤鹿肉；表示孝心的時候，皇帝要送點鹿肉給太后；給后妃賞賜幾盤鹿肉，也是皇帝表達愛情的方式。

康熙年邁時，曾回首一生的打獵「成績」，說到老虎、熊羆、豹子等，都能精確到幾百、幾十，如數家珍，唯獨鹿打得太多了，不可勝數。

鹿，的確渾身是寶，但對鹿血的使用，並不是滿族人的專利。

中國養鹿歷史大約可以追溯到七千多年前的河姆渡文化時期，而在商代，就有了鹿苑，專為王室貴族提供鹿肉等物品。

鹿血的功能和主治較早見於唐代孫思邈所著的《備急千金要方．食治》：「生血，治癰腫。」之後，蘇敬在《唐本草》中說，鹿血「主狂犬傷，鼻衄，折傷，陰痿，補虛，止腰痛」。明朝李時珍《本草綱目》總結了鹿血的醫療作用：「主治陰痿，補虛，止腰痛、鼻衄，折傷，狂犬傷，及崩中帶下。諸氣痛欲危者，飲之立癒。大補虛損，益精血，解痘毒、藥毒。」鹿血在中醫臨床上有重要地位，在民間亦被廣泛應用。有學者認為，鹿血用來治心悸、失眠、健忘、跌傷、風溼和類風溼症及抗衰老等方面的療效突出。

現代醫學表明，鹿血與牛、馬、羊、雞等動物的血液成分的確有較大差異，它含水量約為八十%，有機物約占十六%，其中主要是蛋白質。蛋白質中富含多種胺基酸及酶類，還含脂類、游離脂肪酸類、固醇類、磷脂類、激素類、嘌呤類、維生素類和多醣類等，此外也含多種有益微量元素。特別是鹿血中還含有

γ—球蛋白、胱胺酸和離胺酸、超氧化物歧化酶和麩胱甘肽過氧化物酶，以及與心臟機能相關的肌酸磷酸激酶、α—羥丁酸去氫酶等等。

鹿血的這些成分影響著鹿血的藥理作用，因此，認為鹿血成分與其養血益精、行血祛瘀、消腫療傷、補血、延緩衰老、增強免疫力，以及治療心悸、失眠、健忘等功能息息相關，並不完全是迷信。

按照這種解釋，咸豐帝酷愛服用鹿血，也是有歷史依據和科學道理的。不過，難道咸豐帝真的喝掉足夠的鹿血就不至於「倉卒而崩」嗎？

王朝喪鐘將鳴

鹿血的使用方法其實不少，有鮮血生飲，有製成粉末再服用，有製成鹿酒飲用，而生飲又分直接生飲和配上烈酒生飲等等，不一而足。按《清稗類鈔》的記載，咸豐似乎是生飲的高手。

表面上看，鹿血原原本本地進入人體，好像一點營養物質都不會遺漏掉，這樣可最大程度保留藥性。而一旦加熱，不可避免會對某些物質（諸如維生素等）造成破壞。生飲看似合理，其實風險極大，弊大於利。

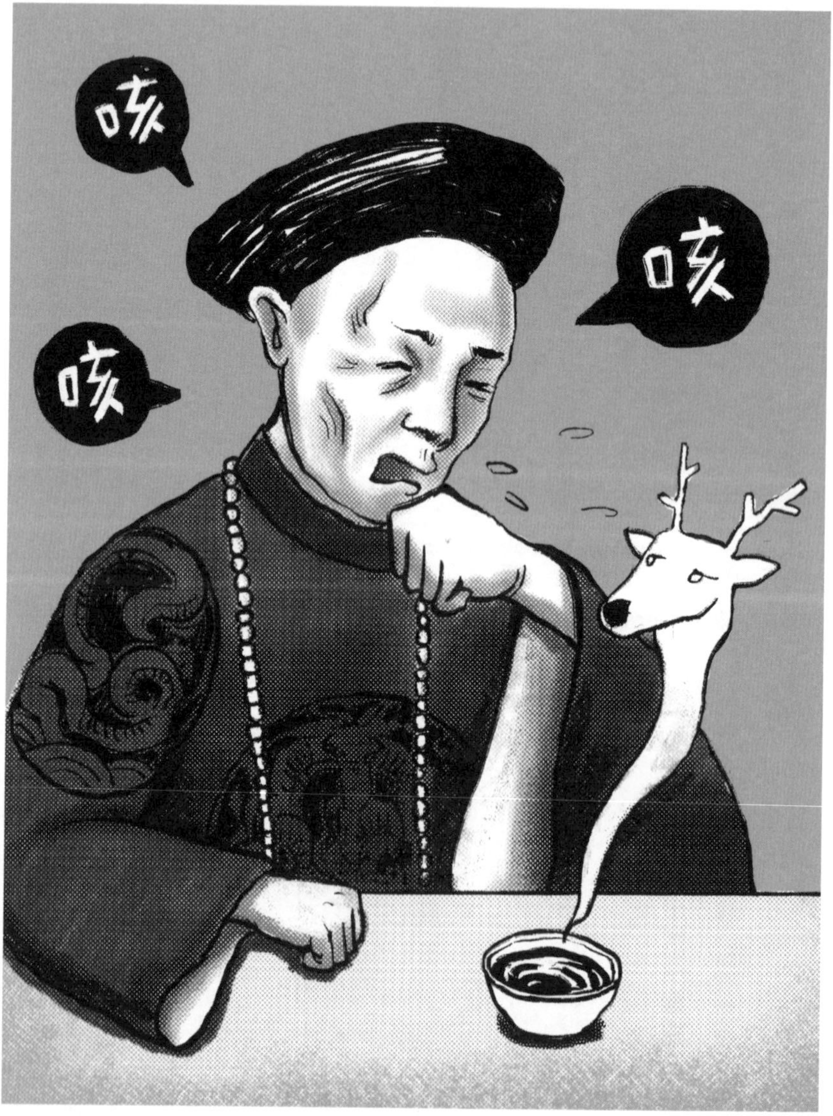
咳
咳
咳

未經足夠加熱的任何肉類、內臟和血液，其中所含的病毒、細菌和寄生蟲都會侵害人體，更何況是野生動物的肉類、內臟和血液！這些不速之客會嚴重損害人體的各個器官，使得健康問題雪上加霜。

而肉類、血製品的有效成分，往往都是蛋白質，這些物質一經煮熟後反而更能被人體吸收，這就是為什麼人類比其他動物在進化道路上走得更快、變得更聰明、繁衍得更成功的原因之一。因為我們會用火、會加熱，不僅減少了食物傳播病菌的機會，還更高效地讓腸胃吸取了營養物質，使我們的體質更強壯、大腦也能補充更多的必需元素，讓我們在進食之餘有更多的時間思考和從事其他創造，這是其他動物絕對做不到的。跟人類在基因上最相似的黑猩猩，一生大多數時間還是在覓食和咀嚼，因為牠們的食物營養攝取與利用過於低效，只能通過增大進食總量、延長進食時間來彌補。

鹿血，除去那些神祕的功效之外，最直接的就是補充造血物質，尤其是鐵質，這也許正是咸豐皇帝最需要的。

史書說咸豐「體多疾，面常黃」、「咯疾大作」，看來是經常咳痰、咳嗽甚至咳血，從而導致營養不良、臉色發黃，很可能還長期合併貧血！

然而，鹿血僅僅只能幫助咸豐改善貧血，輔助他增強體質，並不能從根本上把病因消滅。以當時的流行病學分析，咸豐很可能患有肺結核，或許還由此合併支氣管擴張，甚至空洞型肺結核。在當時，即使是醫療開始突飛猛進的歐洲，病患也依然只能靠加強營養支持、靜養、增強體質來延緩病情，根本就沒有治癒的方法，因為還沒有找到確切的病原菌，更談不上抗生素的發明與使用，病患只能過一天算一天而已。

咸豐帝得了肺結核，肺部只會慢慢爛掉，而隨著肺部獲取氧氣的功能下降，整個身體也會走向崩潰，加上皇帝本人縱情於酒色之中，自然不會得到妥善的休息，原本羸弱的軀體只能加速衰亡。

再說了，長期生喝鹿血，裡面所含的大量細菌、病毒、寄生蟲說不定早就定殖在咸豐體內，節外生枝地製造新的疾病，也許喝鹿血不僅起不到保健功效，還成了壓垮他的最後一根稻草呢！

大清天子就這樣在異地，草草結束了悲情的一生，也敲響了大清王朝的喪鐘。

死也要踢球——漢代足球場上的一灘血

項處，生卒年不詳，西漢安陵阪里的官員，可說是第一個因足球而名垂史冊的人。

兩千年前的足球比賽速寫

二〇二二年十一月下旬，世界盃如期在卡達舉行，來自全世界的足球迷以及頂級足球運動員，都在這片神奇的土地上盡情綻放自己。

競技和娛樂，永遠是足球的主題。現代足球發源於英國，在英國人叱吒風雲的那些年月，中國人卻不幸正陷入黑暗的民族危機中，不要說體育，其他現代文明還似乎是遙不可及。

不過，足球的雛形卻與中國有著一段不解之緣，至晚在戰國時期，齊國就有類似的運動，集競技和娛樂於一身。漢代時，人們稱之為「蹴鞠」，普及化程度很高。

漢代的繪畫是極難保存到今天的，但是漢人墓穴中的「畫像石」卻穿越兩千多年的時光，把當時的世俗生活場景帶給現代人。

河南南陽漢畫館珍藏一幅畫像石拓片：只見兩個人擺起了互相對峙的姿勢，四肢張揚，作奔跑狀，顯然打算一決雌雄，而他們腳下，就是一個飛速滾動的球。望著拓片，我不禁想像起他們運球如飛，時而盤球過人，時而顛球翻越，最終向目標球門一蹴而就的英姿。

當時，蹴鞠運動和今天的足球比賽有幾分相似，蹴鞠場稱作「鞠城」，四周圍有矮牆，同樣有球門，稱作「鞠室」，像座小房子，有正副裁判執法，每邊六個球門。雙方各十二名隊員上場比賽，六人守門，六人進攻，身體接觸就如同打仗一樣，甚至帶有軍事訓練的味道。史載霍去病帶兵北驅匈奴時，軍隊生活枯燥乏味，士兵們便玩起蹴鞠，既能放鬆，也能保持軍訓效果。

至於漢代「足球」的製作也頗有講究，一般用動物毛羽當成填充物，外頭裹以動物皮革，製成類球形，踢起來彈性不錯。

如此樂事，應該讓比賽雙方和觀眾興致盎然才是，然而，司馬遷在《史記》中卻記載了一起球場意外！

東漢蹴鞠畫像石拓片

莫非，素以「溫良恭儉讓」著稱的漢人，也像今天的英國足球流氓一般，被腎上腺素點燃起無法遏制的敵意和狂熱？

球星不聽醫囑，悔之不及

那本是一次可以避免的意外。

漢初，有一位名叫項處的蹴鞠愛好者，他同時身負爵位，為漢朝二十級爵位中的第八級「公乘」，據說這一等級可以乘坐公家的交通工具。他的球技很不錯，很多人認識他，其中包括了名醫淳于意。這位名醫後來獲罪，其女淳于緹縈，上書漢文帝要求以身替父，終於獲得文帝赦免父罪而聞名史冊，此乃後話。

名醫淳于意與「球星」項處結交，一日偶為其把脈，隨即眉頭皺了起來。「我勸你還是不要再玩蹴鞠了。這活動很費力氣，你身體有潛在的疾病，一旦勞累過度，就有性命之憂！」淳于意一臉嚴肅，如實交代。

「不至於吧？我縱橫球場這麼久，所向披靡，難道還怕出意外？」項處不以為然。

名醫苦口婆心，對方硬是一笑置之。

球星沒有將名醫的寶貴意見放在心上，繼續在球場上縱情馳騁，結果一語成讖，在一輪激烈的對抗之後，項處大汗淋漓，竟口吐鮮血不止，不幸第二天傍晚便英年早逝了。[1]

說到這裡，我們不禁要問，是什麼疾病導致項處在劇烈活動後吐血而死呢？運動員在賽場上突發死亡，並非罕見，不要以為他們體格過人、身強力壯就什麼毛病都沒有。

一九八六年一月，美國女子排球名將海曼（Flora Hamman）在日本比賽時突然倒地死亡，經解剖屍體，病理學家證實海曼死於胸主動脈剝離破裂——馬凡氏症候群的嚴重併發症。

無獨有偶，二十世紀八〇年代中期前後，中國男子籃球曾有一位身高超過兩米、身材勻稱、彈跳力極佳的中鋒運動員韓鵬山，他是在姚明之前，中國最有潛力的籃球運動員之一。某日，韓鵬山在火車上取行李下車時，突發劇烈胸痛，當即暈倒、心跳呼吸停止，其猝死之快讓醫師根本就沒有機會救治。事後解剖證實，韓鵬山也是猝死於馬凡氏症候群的嚴重併發症——胸主動脈剝離破裂。

馬凡氏症候群是一組遺傳性全身結締組織疾病，主要影響眼、骨骼和心血管

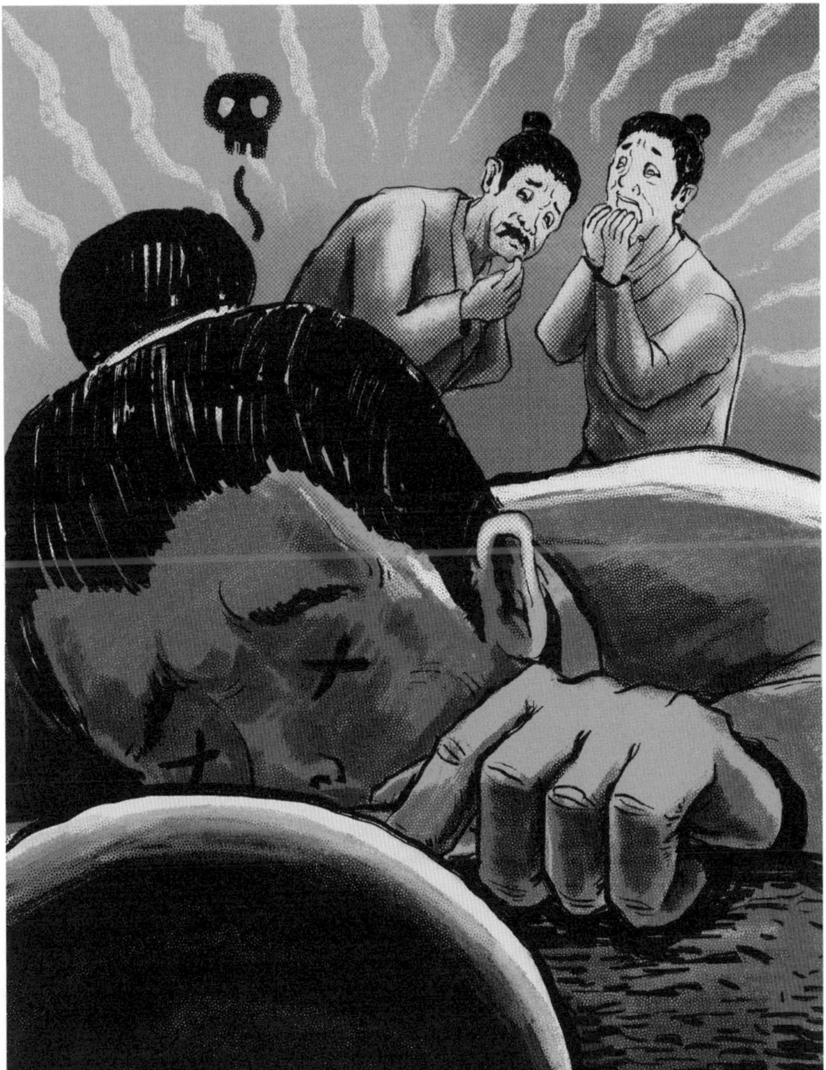

系統，病患常表現為身材高大、肢體過長、眼球晶體脫位等，往往青年時期就開始發生心臟瓣膜的鈣化和脫垂，以及主動脈中層海綿樣退化變性，最終導致主動脈剝離破裂。

主動脈是人體內最粗的動脈，它從心臟發出後，在胸部稱為胸主動脈，到達腹部後則稱為腹主動脈，主動脈血管壁最厚也最重要的中層是由平滑肌和纖維組織構成。主動脈剝離破裂就是由於各種病理因素，導致主動脈壁（尤其是中層）受損、變性和退化，高速高壓的血流將薄弱的內膜和中層撕開了裂口，出現夾層縫隙，動脈血湧入其中，並不斷衝擊使血管內壁進一步剝離，縫隙不斷擴張、膨大，一旦承受不住主動脈內壓力而破裂，可幾分鐘內因大出血而致死。因此，主動脈剝離破裂往往被稱為人體內的「定時炸彈」。

運動員大多身材高大、四肢修長，可有誰想到在這個特殊人群裡，有些人會隱藏著可怕的隱患呢？一旦在賽場上出現激烈對抗，高速的血壓或猛烈的撞擊，就有可能引爆這顆「定時炸彈」！

除此之外，某些心臟有疾病的人也有可能在遇到外界刺激，甚至平靜走路時，出現猝死。

那麼，項處會是上述情況嗎？

答案是否定的。因為，他是吐血而死，而上文提到的疾病均不引起吐血，哪怕是主動脈剝離破裂，也僅僅是內出血。

吐血致死是吐出哪裡的血

淳于意其實對項處之死早有預感，因為他對這位球星的脈象胸有成竹。

按照他的見解，「切其脈得番陽。番陽入虛裡，處旦日死。一番一絡者，牡疝也。」即項處患有「牡疝」。淳于意還對此做出精準定位：「牡疝在鬲下，上連肺。」疝氣，即人體內某個臟器或組織離開其正常解剖位置，通過先天或後天形成的薄弱點、缺損或孔隙進入另一部位。常見的疝有臍疝、腹股溝疝、手術切口疝、食道裂孔疝等等。

不過，上述是西醫學的範疇。中醫學的「疝」比較複雜，《黃帝內經》曰：「腎脈大急沉，肝脈大急沉，皆為疝。」又曰：「三陽急為瘕，三陰急為疝。」《難經》曰：「任脈之為病，其內苦結，男子為七疝。」明代《醫學正傳》甚至提出寒疝、水疝、筋疝等，和西醫按照解剖結構的「疝」大相逕庭，這就是為什麼淳于意光憑把脈就知道項處所患疾病的原因。何況，中醫學裡面的肝腎等五臟六腑，都是抽象的概念，並不完全等同於西醫建構在人體解剖學之上的內臟。

因此，淳于意認為項處必死的中醫道理，學現代醫學之人今天無須較真，殊途同歸，既然有吐血致死的表現，我們也可以從西醫的角度解釋項處的死因。

口中吐血，分為嘔血和咯血兩種，前者來自消化道，後者源於呼吸道。

如果是消化道出血，則多見於食道靜脈曲張（肝硬化的併發症）和胃—十二指腸潰瘍，不過這些情況多跟進食有關，與運動關係不大，況且這樣的病患，往往身體條件已經很差，尤其是肝病者，運動耐力早已灰飛煙滅，甚至會出現腹脹、腹水等可怕症狀，根本不可能在足球場上逞能。

所以，項處是呼吸道出現毛病的可能性較大。在現代社會之前，青壯年男子咯血的常見原因無非是肺結核、支氣管擴張等。

若是患了肺結核，身體狀況也很不樂觀，大多骨瘦如柴、無精打采，因為結核桿菌已把身體營養都消耗殆盡了，哪還能上運動場進行激烈對抗競技？

因此，筆者認為項處患有支氣管擴張症的可能性最大。

支氣管擴張症，是指中等大小的支氣管由於管壁的肌肉和彈性成分被破壞，導致管腔形成異常的、不可逆的擴張與變形，這些殘損的支氣管很容易受感染或破裂出血。此病大多繼發於反反覆覆的呼吸道感染之後，病患童年多有痲疹、百日咳或支氣管炎、肺炎等遷延不癒的病史，有的甚至就是繼發於肺結核，只是病灶小而自行癒合，但留下了支氣管受損的後遺症。支氣管擴張症臨床表現主要為慢性咳嗽、咳大量膿痰和反覆咯血。五十％－七十％的病患有程度不等的咯血，咯血量與病情嚴重程度有時不一致。部分人以反覆咯血為唯一症狀，無咳嗽、咳膿痰等，又稱為「乾性支氣管擴張」。值得注意的是，這類病患在不發作時，儼然就是正常人，體力活動的耐力也不受限，然而，當他們過度劇烈地參與競技活動時，就有可能因為呼吸功能的負擔過重，加重了原來的病情，使得病灶突然撕裂，引起大出血。

淳于意大概是之前觀察（或瞭解）到項處有咯血的表現，才更加堅定自己的診斷。在古代，咯血很多時候是致命的，因為缺乏有效的藥物可以迅速止血，也沒有呼吸器幫助病患渡過危機，許多人就是由於血塊淤積，最終窒息而亡。臨床實踐經驗豐富的淳于意，應該是見過好多這樣的病患，因此才有地獄判官般準確的預測。

式微的蹴鞠，式微的精神

項處是因為沉迷於蹴鞠而一命嗚呼了。不過，這透顯出一股豁達、豪邁和勇猛的氣息，也代表了整個民族勃勃向上、欣欣向榮的氣魄。是的，漢朝人沒有後世那麼多顧忌和思想包袱，他們想玩就玩，愛玩就玩，敢玩敢鬧，既是那樣的天真無邪，又是那樣的淳樸浪漫。他們崇尚的，不就是現代體育精神的一部分嗎？

遺憾的是，後世很少出現項處這樣的體育愛好者，至少史冊已經對這樣的人不感興趣。

受《水滸傳》影響，不少中國人認為，北宋奸臣高俅就是以善玩蹴鞠著稱，他遇上同樣愛玩的宋徽宗，自然「臭味相投」，得以步步高升。其實，按照正史說法，高俅確有其人，卻沒有擅長踢球的記載，他的升遷無非跟其他小人一樣——巧言令色、投主所好之類，再加上此人確實有點文字功底，甚至當過蘇東坡的「祕書」，並非底層無賴出身。

而宋、元之後的人們把奸臣形象和善玩蹴鞠聯繫在一起，可見當時人們對蹴鞠的看法了。

作為競技性明顯的體育活動，蹴鞠在歷史演變中，慢慢淪為觀賞性強的娛樂活動，競技性不斷減弱，變得和玩雜耍差異不大。而中國人的尚武精神也在漢、唐之後悄悄地褪色了，人們變得越來越謹小慎微，越來越思想保守，甚至將蹴鞠之類當成玩物喪志的罪惡之源。因此，蹴鞠也自然被知識分子「另眼相看」了，社會上，只有讀書才是唯一的「出路」，體育參加者往往被冠以「奇技淫巧」的蔑稱，社會地位低下。由此，蹴鞠之類的體育活動豈能不慢慢式微！

直至近代，華人的體育觀念還是相當薄弱，民間充斥著萎靡之風，國民健康素質令人堪憂，成為當時民族整體上落後的標誌。

時至今日，中國足球的世界排名依然不佳，中國的體育設施和專業運動員數量仍然有待提升，這與大國的地位並不相稱，也許，糾正有些家長和教育界人士的傳統觀念，是迫在眉睫了。

1 《史記·卷一百五·扁鵲倉公列傳第四十五》：安陵阪里公乘項處病，臣意診脈，曰：「牡疝。」牡疝在鬲下，上連肺。病得之內。臣意謂之：「慎毋為勞力事，為勞力事則必嘔血死。」處後蹴踘，要蹶寒，汗出多，即嘔血。臣意復診之，曰：「當旦日日夕死。」即死。

四號門診

傳統療法的醫學智慧

九百年前的寫真——讓人痛不欲生的艾灸

宋太祖趙匡胤，九二七—九七六，宋朝（北宋）開國皇帝，死因不詳。其弟趙光義，九三九—九九七，繼位為宋太宗，改名「炅」，在位期間結束了安史之亂後近二百年藩鎮割據。兩人之間曾有「灼艾分痛」的友愛故事。

世界上的治病手段很多，當需要以「暫時的痛苦」為代價，治療更嚴重、持續時間更長的痛苦，往往是很多病患和醫者不得不做出的艱難抉擇，比如外科手術，在沒有麻醉藥物的年代，病患在手術過程如同慘遭酷刑。

中國古代也有外科手術，但是，並非只有外科手術才能產生令人望而生畏的疼痛。

把撕心裂肺的瞬間定格

九百多年前的某一天，宋朝大畫家李唐遊走於鄉間，他正在尋找創作素材。

這是一處山間的荒村，古樹參天，暖風吹拂，引來枝葉摩挲和鳥雀幽鳴。簡陋的土橋下，木椿搖搖欲墜，像極了老人的牙齒，而橋下流水潺潺，倒是有幾分景緻。李唐正被景色吸引，忽然不遠處傳來一陣陣撕心裂肺的喊叫，擾亂了他的雅興，他趕忙走過去探個究竟。

只見蒼老的大樹下，一個貌似農夫的蒼老男人，正坐在地上袒露著上身，被另外一個男人從背後小心翼翼地「折騰」著！

老農額頭布滿皺紋，骨瘦如柴，雙臂和兩腿均被周圍的人緊緊按住。他疼痛得張著大嘴喊叫，眉頭緊鎖，雙目圓睜，目眥欲裂，鬍鬚上翹，衣服凌亂地滑落一地。此人身旁似乎都是其親屬，壯年漢子大概是他兒子，正用雙手抓住老農左臂，左腳踩壓固定老農腿部，愁眉苦臉，擔憂和憐憫的神情一覽無遺。右側另一年輕女子，穿著整齊，衣領潔白，可能是兒媳婦，此刻也顧不上男女授受不親，正用力按住老人頸項，她緊閉右眼，不敢正視，但又放心不下，偷偷窺視。老農的孫子，還是小孩，此時正雙手拽著爺爺右臂，腳也使勁頂著爺爺的膝部，他怕力道不夠，便以爸爸身體為依託，整個身體呈弓狀，擺開一副竭盡全力的架勢，但他對爺爺的痛苦不忍直視，乾脆把頭轉向一側，臉藏在父親背後。

他們在幹什麼呢？李唐一開始還大惑不解，再走近一點觀看，終於真相大白。原來，是老農讓村醫給他做艾灸！

村醫郎中身掛皮質醫箱，一手扶著老農，一手拿著點燃的艾草，弓著已經有幾分駝背的身子，全神貫注為病人治療，懸壺濟世，治病救人；他儘管也滿臉滄桑，卻依舊雙目炯炯有神；他衣衫襤褸，卻依舊拿著簡陋的醫療器具，為病患治療，或許只能換取微薄的報酬，甚至可能分文不取。

一旁的藥童從掛在身上的眾多藥膏當中，選出一塊最大的，向上呵著溼氣，讓藥膏保持熱度和輕微的熔鬆，準備隨時遞給師傅貼在病患艾灸後的患處。他露出頑皮的竊笑，不知為何，也許是一種天真的本能吧！

李唐忍不住發出一聲長嘆，郎中的敬業精神固然可嘉，他們卑微的身分、難以餬口的收入卻又是那樣可憐。在大宋帝國廣袤的土地上，有多少這樣的野村？有多少這樣遭罪的病患？又有多少窮困卻不失生活方向、不失醫者尊嚴、不改行醫初衷的良醫？

於是，大畫家決定將這個特殊的場景留下永恆。

這一留，就是九百多年。

李唐〈村醫圖〉

從巫術分化出來的醫術

李唐早在北宋徽宗時代就已經聞名遐邇，他天資聰慧，詩文書畫俱佳。初以賣畫為生，其後參加畫院殿試，因能扣緊題目、畫得又好而名列前茅，補入畫院。然而不久，「靖康之變」爆發，李唐被擄往北國。他冒死南逃，終於重新回到南宋朝廷，繼續發揮所長。李唐所畫的山水、花鳥、人物、耕牛等皆令人拍案叫絕，尤以山水畫成就最為傑出，成為南宋畫院一代盟主。

那次山村的偶見，成就了李唐眾多傳世畫作中的代表作——〈村醫圖〉，後世也有人稱之為〈灸艾圖〉。

在創作的那一瞬間，他一定想起了村醫堅毅沉著的表情、內藏乾坤的皮藥箱，還有嫻熟而一絲不苟的艾灸動作，以及隨著老農背部一縷縷青煙飄起，老農忍不住發出的一聲聲嘶啞與無奈的呻吟。

如此傳神的作品，註定是傳世名作，在隨後的數百年間，〈村醫圖〉一直為名家青睞，更為藏家所珍視。直到有一天，清朝乾隆皇帝也得到了這幅作品，藝術眼光不俗的乾隆爺自然是讚不絕口，喜出望外，當然，他也沒忘記在畫作上留下自己的玉寶鑑賞大印，打算永久收藏。之後又是一輪輪的周折，幾經劫難，現在此畫藏於臺北故宮博物院。

有人問，那位患病的老農究竟得了什麼病？

難道不簡單嗎？仔細一看，畫作上的老農背部有兩大坨灰黑的腫塊，這讓人想起了古書經常記載的癰瘡：項羽的亞父范增、朱元璋的大將徐達，據說都是長了背部的癰瘡而致死；一代明君漢文帝也因為患了癰瘡，無法根治，導致病情遷延不癒，加速了死亡。

當皮膚軟組織由於細菌感染而出現癰瘡，如果無法切開排膿或進行有效的殺菌處理，會容易繼發菌血症、敗血症，從而導致循環衰竭而死。這個在今天看起來不算複雜的病痛，在古代可能就是令人聞之色變的殺手，更何況，在衛生條件惡劣的窮困鄉村！

然而，老農並非背部長了癰瘡！證據就在圖裡。

艾灸療法，不是外科手術，也從來不是拿來直接對壞死化膿的局部病灶進行燒灼。

今人經常聽說「針灸」一詞，其實針和灸是兩種性質不同、作用方式不同的治療方法，之所以將「針」與「灸」並稱，是因為二者有著共同的理論，皆以經絡學說為基礎。古代醫家非常重視灸法，認為它與針法一樣重要，且能彌補針刺治病的不足，故《黃帝內經》說：「針所不為，灸之所宜。」《醫學入門》亦說：「藥之不及，針之不到，必須灸之。」

也許在遠古時期，「灸」這種療法就隨同當時還沒有從巫術中完全分化出來的醫學，來到了世界上，發揮著某種「原始」的治療作用。

據考古資料記載，馬王堆漢墓出土的帛書《五十二病方》保留了為數可觀的類似巫術的療法，其中包括二則灸療法。其一方翻譯成現代文是：「取粗麻的碎末裹在乾燥的艾葉裡，在癩疝患者的頭頂正中部進行灸治，直到把局部皮膚燒潰爛為止。」另一方則是「在地上挖出盆狀大小的坑，先點火讓坑內乾燥，之後把艾、柳蕈（藥名）置於坑內燃燒，患者則坐在坑上的穿孔陶盆之上，直接熏烤病灶」，據稱可醫治肛門瘙癢兼痔病。

這些在漢朝初年還在使用的治療方式，看似原始而殘忍，卻是艾灸療法在當時的真實寫照。而艾葉，早就被古人拿來當作端陽節的避禍驅邪之物，也同時是占卜祭祀的常用品。

艾灸的具體誕生時期已不可考，但歷史肯定相當悠久。《左傳》中描述了一樁發生在春秋時期的疾病細節：西元前五八一年，晉景公得了一場大病，本國大夫束手無策，他們不得不請當時名滿天下的秦國太醫令——醫緩前來醫治。醫緩檢查了晉景公的身體後說：「疾不可為也，在肓之上，膏之下，攻之不可，達之不及，藥不至焉，不可為也。」果不其然，晉景公不久就一命嗚呼。晉朝杜預注解，認為「攻」指艾灸，「達」指針刺。這段文字大意就是醫緩認為晉景公的病是絕症，回天乏力了，因為病灶位於「肓之上，膏之下」，既不能艾灸，又無法針刺，吃藥也只能不了了之，還是準備後事吧。成語「病入膏肓」便源自此。

所謂艾灸療法，簡單而言，就是利用艾葉作原料，製成艾絨，經由各種不同的方法燃燒，直接或間接地接觸皮膚，在某些穴位上施以適當的溫熱刺激，通過中醫「經絡」的傳導作用而達到治病和保健目的的方法。不過，由於灸法對人體易產生灼傷，故逐漸式微，而同樣借助經絡理論治病的針刺療法卻由於創傷少，還一直在中醫界發揮餘熱，成為廣為人知的「針灸」。

而艾灸，這些年則有慢慢捲土重來的跡象。

艾絨必須預先備製：取陳艾葉經過反覆日晒搗杵，篩選乾淨，除去雜質，令其軟細如綿似絨，方可使用。而艾絨又有兩種，以上述方法炮製者為粗艾絨，一斤可得六、七兩，適用一般灸法。如再精細加工，經過數十日日晒搗杵，篩揀數十次者，一斤只得二、三兩，色為土黃者，為細艾絨，可用於直接灸法。

依此，艾灸可分為直接和間接兩種方式：間接灸，是用藥物將艾炷與施灸穴位的皮膚隔開，之後再點燃艾炷進行施灸，如隔薑灸、隔鹽灸等。直接灸，顧名思義，就是將點燃的艾絨直接碰在病患的皮膚上進行施灸，或者將艾草搓成坨放在穴位上直接點燃。

人體對火熱的刺激相當敏感，怪不得〈村醫圖〉中的老農痛得大喊大叫，一副痛不欲生的樣子，必須依賴家人將其死死按住才能接受完整治療過程。

事實上，直接灸又有瘢痕灸和無瘢痕灸之分。前者又名化膿灸，施灸時先將所灸穴位塗以少量的大蒜汁，藉以增加粘附和刺激作用，然後將大小適宜的艾炷置於穴位上，用火點燃，燒灼皮膚。此法苦痛難忍，施灸部位由於點燃較深較久，形成燒傷灸瘡，一個多月後，化膿的灸瘡才結痂脫落，留下瘢痕。〈村醫圖〉中，老農背部鼓起的兩坨灰黑色塊狀，上面似有紅色焰火並微微飄著青煙，應該就是被村醫施予直接灸法，將艾絨搓成坨，放皮膚上直接點燃，造成灸瘡，其劇

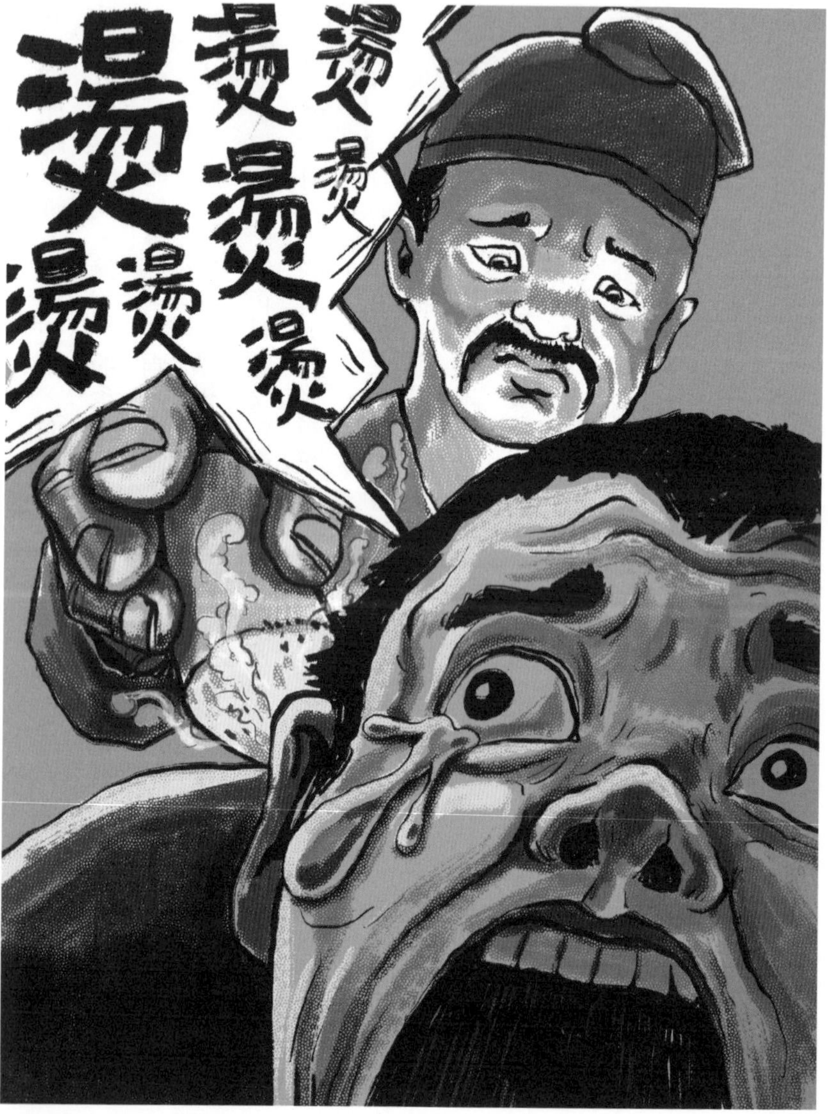
燙燙燙燙燙燙燙燙

烈痛楚的折磨，想想就讓人卻步了。當代有專業人士宣稱，此法「臨床上常用於治療哮喘、肺結核、高血壓、心腦血管病和瘰鬁等慢性疾病」。

而無瘢痕灸，一般應灸至局部皮膚泛紅而不起泡為度，因皮膚無灼傷，故灸後不化膿，不留瘢痕。據說，一般「虛寒性疾患」，均可用此法。

艾灸，能治療什麼疾病？

在中醫範疇，大致上每個穴位所對應的身體疾病反應點，都是艾灸在理論上可以一試身手的地方，而且，艾灸也被認為能保養元氣，在養生、保健、增強體質等方面有重要的作用。「溫經通絡、益氣活血、祛寒止痛、升陽舉陷、補虛固脫」，這就是中醫對艾灸功效的評價。據說，此法也適用於治療「風、寒、溼痹痛、肩周炎、腰肌勞損、關節痛、胃脘冷痛、咳喘、痛經」等。

《莊子．盜跖》引孔子說「無病而自灸」，顯然古老的艾灸被當作保健療法。雖然，現代科學無法完整解釋和評價艾灸的確切療效，但孔子的確活到了七十二歲（在春秋時期，活了七十二歲相當於現代人活到一百多歲），而且生活品質不差，經常教書、編書，活得有滋有味。

從現代科學的角度看，熱力能促進人體的血液循環，而高溫對局部皮膚造成刺激甚至輕度損傷，能啟動人體的免疫系統，有可能對增強抵抗力有一些效果。另外，艾葉燃燒產生的微粒子和各種微量物質，通過損傷的部位進入人體之內，可能也會產生某種藥效。

有研究認為，中醫血瘀症的形成，與血液系統（特別是血小板、抗凝血酶系統）密切相關，對應了血液流變性和微循環異常等病理生理改變。而艾灸的物理溫熱效應和艾葉焦油的化學成分對經穴的刺激，能啟動血管的自律運動，改善局部微循環，這也許是艾灸活血化瘀的原理之一。

〈村醫圖〉中那位受病痛折磨的老農所患何病，現已無從考證，從他願意忍受直接艾灸帶來的劇痛看，應該是得了嚴重的疾病，導致他原本就苦不堪言。用現代醫學觀點分析，在落後鄉村的中老年人身上，常見的慢性病多半是消渴症（類似糖尿病）、慢性支氣管炎、肺結核、膽結石、消化系統寄生蟲病，或是多種病因導致的頭痛等等，但願這位老農在當時醫療後能掙脫病魔的困擾。要知艾灸刺激一些相應穴位，的確有止痛的功效，儘管病因未除，但至少能暫時緩解病患的痛苦，相當於服下止痛片或打了止痛針——這已經是被現代醫學證實的了。

消失在歷史長河的成語

歷史上最著名的艾灸粉絲是誰？恐怕是宋太祖趙匡胤、宋太宗趙光義哥倆了。《宋史・太祖本紀》記載：「太宗（趙光義）嘗病亟，帝（趙匡胤）往視之，親為灼艾，太宗覺痛，帝亦取艾自灸。」

那個時候，趙光義還不是皇帝。而太祖哥哥親自來到病榻前探視重病的弟弟，親自給他施以艾灸，看到弟弟被燒灼得呼天搶地，實在於心不忍，便取來艾絨，點燃後往自己皮膚上比劃比劃，試著灼燒一下，看看到底有多疼。趙匡胤是武將出身，對這些皮外傷不太在乎，也有勇氣「自虐」體會一下，而趙光義比趙匡胤年輕十二歲，一是沒有哥哥那麼多豐富閱歷，尤其是戰場經歷，二是大多數時間都養尊處優，自然沒有哥哥那樣堅忍剛強，一遇小痛就忍不住大呼小叫，也是人情之常。

可是，聰明的史官卻表達了一層牽強附會的意思，他們把趙匡胤的「自灸」嘗試，解讀作分攤弟弟接受灸烤的痛楚！試問，如果燒灼程度都被分攤了，療效是不是也被稀釋了呢？

隨之而來，因為這件事還誕生了一個成語「灼艾分痛」，以此來歌頌趙匡胤的仁愛，讚賞兄弟之間的情分。可惜，這個成語現在已很冷僻，極少被使用，大概是因為後來又出了一個叫「斧聲燭影」的成語吧？

那個雪夜，趙匡胤飲酒後和趙光義閉門詳談，夜間窗前傳出「斧聲燭影」。翌日，趙匡胤猝逝，而趙光義迅速登基稱帝，本來有機會當皇帝的趙匡胤兒子們，一個自殺，一個英年早逝，死得不明不白。

斧聲燭影，從此成為令人心寒的成語，不研究史書的人，誰也不再理會「灼艾分痛」了。

那些抵抗劇痛的人們——麻沸散在哪裡？

伯駕，原名彼得・帕克（Peter Parker），一八〇四－一八八八，是美國第一位在華專職醫療傳教士，後為美國駐華公使。主治眼疾，但中國近代醫療史上割除扁桃腺、取出膀胱結石與使用乙醚麻醉，皆為其首創。

中國人很早就對外科技術有所涉獵，跟所有文明古國一樣，醫學——尤其是其中的外科學，就是文明的一面鏡子。

就外科而言，中國本來也曾領先世界。東漢末年時，華佗橫空出世就是一個例證。按陳壽在《三國志》的記載，華佗的病患，「若病結積在內，針藥所不能及，當須刳割者，便飲其麻沸散，須臾便如醉死無所知，因破取。病若在腸中，便斷腸湔洗，縫腹膏摩，四五日瘥，不痛，人亦不自寤，一月之間，即平復矣。」如此神乎其神的外科技藝和麻醉方式，真讓人有穿越時空之感。可惜，華佗的技藝和他發明的麻沸散並沒有流傳下來，但陳壽著書立說以取材嚴謹、言簡意賅著稱，華佗事跡的真實性很高。

不過，中國的古代醫學有其獨特之處，那就是歷來不被士大夫階層和知識分子重視，在意識形態領域淪為純粹的手工技藝，遊離於正統知識界之外，甚至被邊緣化，人們離不開醫學，卻又用有色眼鏡看待醫師和醫學這個行當。其他科技領域的從業者，命運也大多如此，致使不少先民的經驗和智慧，在漫長的歷史長河中不幸地失傳了。

因此，中國的科學技術即使很早就進入到發展瓶頸的階段，卻也在面對西方文藝復興後的科技衝擊時，顯得蒼白而無力。

到了十八、十九世紀，西方的科學技術，尤其是醫學，已經對傳統中國科學技術形成強大的優勢，許多中國傳統醫學無法治療的疾病，在西方醫師眼裡根本易如反掌。於是十九世紀初，西方傳教士便發明了一種特殊的傳教方式，有效地敲開古老中國的大門，那就是醫學傳教，即借助在中國開展西式診所服務，診治中國人的疑難雜症，同步對感恩戴德的中國人傳播上帝福音。這樣的傳教方式，在廣州、澳門一帶尤為興盛。

一般而言，傳教士大多有醫學背景，甚至本身就是優秀的醫師，他們一開始都喜歡先設立眼科診所用以立足，因為成本低、技術相對簡單，小到配老花眼鏡、近視眼鏡，大到做眼科小手術，一應俱全，最常見的是諸如紅眼病（結膜炎）這樣的傳染性疾病，傳教士醫師借助西方藥物和器械往往手到病除，令當地人頂禮膜拜。等眼科診所的信譽建立後，傳教士也就開始籌劃更大規模的綜合性診所，開展更複雜的治療和手術了。蘇格蘭人馬禮遜（Robert Morrison）、美國人伯駕（Peter Parker）就是代表人物。

這些歷史，伴隨著當時在中國剛剛興起的油畫技術，一直保存到今天。

油畫裡的小人物

在美國耶魯大學醫學院圖書館的地下室裡，有個箱子裝滿了八十多幅身著清朝深色長袍的男女肖像畫。這些大清子民幾乎都是南方人，大約生活在廣州和澳門一帶，從畫作看，他們都是傳教士醫師眼中不幸的病患，罹患了當時的不治之症。由於當時的南方人對西方事物的瞭解和接受度都比較高，思想、眼界相對沒那麼閉塞，他們敢於站出來成為畫家筆下的模特兒，而且是讓人畫下自己身上最醜陋的部分，有的女孩甚至為此脫下衣服和褲子。這些人大多長著巨大的腫瘤，有的長在臉上，有的在手上，有的在胸前，有的在腰臀，其狀悲慘，不堪卒睹。

包阿興手術前後畫像（二幅）

這些令人作嘔的異物，占了病患身體極大的比例，上面不僅坑坑疤疤，而且布滿了膿點，可以說病患是苦不堪言地帶著腫瘤苟且偷生。奇怪的是，他們面部表情出奇平靜，甚至可說是安詳得讓人體會不到疾病的可怕、生命的無助和脆弱。今天的我們無法想像，這些腫瘤需多長時間才長成如此的魔鬼形態，病患又是怎樣度日如年，可是這些畫作所畫的偏偏就是兩百年前的真實世界。

有兩幅題目帶有「Po Ashing」字樣的油畫特別引人注目，它們顯然有著時間關聯，前面一幅標有數字「三十一」，後面一幅標著「三十二」。筆者相信，「Po Ashing」指的是畫上面的男主角，從音譯角度和當時廣東人的取名習慣判斷，他可能叫「包阿興」，我們姑且就如此稱他吧。在前一幅畫像中，他戴著瓜皮小帽，背對著牆，裸露上身，左上肢有一個巨大的球狀腫物，占據和侵蝕了整個上肢，體積比腦袋還大上三分之一，僅有左前臂能勉強露出。腫物上面爬滿了一條條紫藍色條紋，那是腫瘤在生長過程中過度吸收人體營養從而導致血管膨脹。由於腫物生長過快，表皮變薄，皮下不祥的粉紅色似乎在提醒醫者，早期的感染或發炎已在萌芽之中。包阿興容貌瘦削，應該是常年生活在社會底層，又罹患了大量消耗人體營養的腫瘤惡疾，導致身體被病魔過度透支所致。

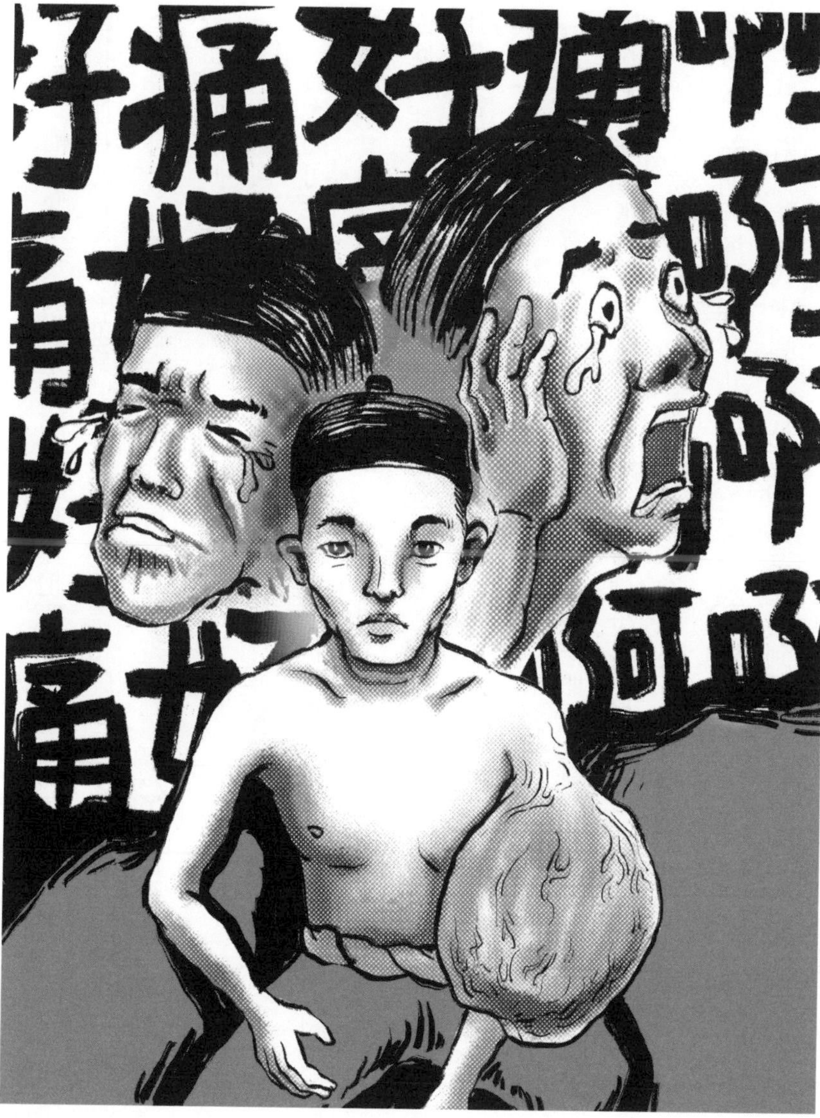
痛好痛

第二幅畫像主角同樣是包阿興，只見他筆挺地站在海岸邊，精神煥發，望著遠處群山，似乎準備好迎向新的人生。左手臂和腫瘤已不見蹤跡，截肢的殘端並不顯得怵目驚心，傷口癒合良好。可以推測，畫家精心做了前後對比，以彰顯傳教士醫師非凡的手術技藝。

手術為何不單切掉了腫瘤，還連同左手臂一起徹底截掉呢？最大的可能是，巨大腫瘤的切除手術屬於高難度技術，以當時診所的水準已經是勉為其難了，如何分辨、分離腫瘤組織和正常健康組織是醫師的技術瓶頸，因此只能一刀切、完全截除手臂。另一種情況是，包阿興在手術中出現了意外，比如大出血，導致被迫放棄原定的單純摘除腫瘤方案，醫師為了救命，只好連同肢體一起切除。

無論如何，術後的包阿興看上去不再那麼惹眼，起碼不再被人視為怪物了，他的生活品質應該得到改善。要知任由腫瘤生長，總有一天會出現壞死和感染，病患便極容易死於非命，而今肘腋之患一除，難怪包阿興儘管成了殘疾人，也能流露出「面朝大海、春暖花開」的意氣風發了。

截肢術，在古代中國和歐洲並不算罕見，到了十九世紀，西方的醫學技術已經可以熟練開展手術，難題出在麻醉止痛上。在缺乏有效麻醉藥的歲月裡，不論是醫者還是病患，都必須頂著巨大的壓力，那些不得不進行的外科手術，只能用慘絕人寰和險象環生來形容。病患一上手術檯就好比上了刑場或屠宰場，五花大綁固定身體且不說，為防止其痛得咬斷舌頭，嘴上還得塞著粗糙的木板，到了醫師手起刀落的時候，病患發出的淒厲哀嚎撕心裂肺、聲震屋瓦，讓遠近的人們無不毛骨悚然。

中國人對此想必會聯想到殘酷的「凌遲處死」。如此複雜、劇痛的手術，孱弱小市民包阿興是怎樣挺過來的？

西方麻醉發展史

有人說，既然是西方醫師挽救了包阿興，則麻醉止痛的技術也應該來自西醫。這看起來似乎合理。但其實，現代麻醉學雖然誕生於西方，卻不全然只是西方的專屬。

一七九九年，氧化亞氮（又稱一氧化二氮）被英國化學家戴維（Humphry Davy）發現其重要價值。這種氣體能引起人不自覺地發笑、愉悅，甚至可以降低人對痛覺的敏感度，因此又被稱為「笑氣」。它的價值超出了醫療界，在美國的小丑表演和派對中，笑氣也取得一席之地。但直到約半個世紀後的一八四四年，笑氣才被美國醫師韋爾斯（Horace Wells）用於輔助拔牙，但有時成功，有時失敗，這說明笑氣難以被準確掌控，例如一八四五年的公開演示就失敗了，導致笑氣又遲了近二十年才重新回到麻醉學的歷史舞臺。

十九世紀是人類科學大發現的時代，除了笑氣，還有眾多的「同行」陸續進入人類的視野。一八四六年，美國牙醫莫頓（William T.G. Morton）偶然發現，被誤當作乙醇來點燈的乙醚，人吸後居然能產生輕鬆愉悅和昏昏入睡的效果！受到啟發的莫頓，利用乙醚協助波士頓著名外科醫師華倫（John Collins Warren）進行一例下顎血管瘤切除，術程耗時二十五分鐘，獲得成功，華倫興奮地宣布外科手術的新紀元到來了！

大洋彼岸，英國醫師辛普森（James Young Simpson）很快意識到乙醚在產婦生產中的價值，一八四七年一月，他成功將乙醚用於無痛分娩。不過，乙醚的氣味難聞，有明顯的呼吸道刺激作用，還容易引起燃燒和爆炸等危險，迫使辛普森下決心尋找更安全的新型替代品。

這一年，辛普森經過探索，終於發現氯仿（已於一八三一年人工成功合成）

也有類似作用，而且比乙醚安全。在中文裡，它有更好聽的名字——哥羅芳（chloroform）。年底，辛普森在產婦身上使用哥羅芳，獲得成功。相比乙醚，產婦還能維持更長時間的昏睡，此後，哥羅芳被大加推廣，一八五三年英國維多利亞女王分娩時，就選擇了哥羅芳作為吸入麻醉劑。

哥羅芳雖是後起之秀，但它很快就蜚聲海外，甚至早在一八四八年三月，作為英國殖民地的香港便有紀錄顯示，當時的醫師使用哥羅芳麻醉病患後，切除了其肩膀。

有了這些藥物，外科手術檯不再像屠宰場或行刑地了，它們是現代麻醉學登場前的先驅藥物，都是通過吸入生效。至於後來的靜脈麻醉、硬膜外麻醉，則是到了二十世紀後才開始逐漸興起。莫非，小市民包阿興就是使用了乙醚或哥羅芳，又或是笑氣？

然而經過考證，後人發現包阿興這幅畫的成畫時間是在一八三六年到一八三七年之間。顯然，在這個時間段，上述的先驅麻醉藥都與西方傳教士醫師無關，更與包阿興無緣！

歷史上，跟這批病患油畫關係最大的傳教士醫師，則是伯駕！

懂醫術的外交官

一八三四年十月二十六日，美國醫學博士伯駕到達廣州，廣州給他的第一印象是：「人民生活極端貧困，街上乞丐成群，吸食鴉片者甚眾，許多人棲居於民船上，無衣無食。」在廣州住了一個月，伯駕到新加坡學習中文和行醫，然後伺機再回中國活動。一八三五年九月，他再到廣州，決定在廣州開設醫局，十一月，伯駕的廣州眼科醫局（博濟醫院前身，今中山大學孫逸仙紀念醫院即源於此）在美國商人的資助下正式開業。當時大多數眼科病患是因為衛生習慣不良遭細菌感染所致，只要採取消毒殺菌的簡易治療即可痊癒，西醫的快速療效使病患對伯駕這樣的外國人產生好感；再加上有宗教協會的資金注入，不單純為了營利，伯駕經常免費治療中國人，使得前來就醫者逐漸增多，伯駕所開設的眼科醫局遂擴大了影響，為他後來壯大西式診所的規模奠定了基礎。不久，他開展的業務就超出了眼科。

後來，伯駕還「間接」為林則徐看過病，林則徐的病歷號為六五六五，病歷上面寫道：「從醫學角度講，我對此病歷毫無興趣，事實上我也從未見過這位病患，但我想林則徐是著名的人物，他的行為是導致中、英兩大國家關係破裂的原因。」

封疆大吏林則徐是因為患有疝氣，託人找伯駕諮詢醫治方式，伯駕便送了林則徐疝氣帶，用以減輕症狀。可能是療效不錯，林則徐後來託人回贈水果給伯駕以表謝意。可惜，伯駕的醫學傳教方式，僅僅是促進了西醫這門學科在華的發展，信教入教的中國人畢竟不多。

那些油畫一開始可能是伯駕提供給醫學生的授課材料，也有可能是用於鼓勵病患接受西醫療法，因為據去過廣州醫局的人說，候診區就掛著不少病患手術前後的畫像。同時，伯駕為了幫醫局自籌資金，也可能拿這些畫像在美國東海岸及歐洲進行巡迴展，讓更多的傳教會瞭解他在中國醫學傳教的情況。

伯駕在中國的工作持續了很長時間，後來他甚至晉身為美國外交官，參與簽訂中、美《望廈條約》，那時候的伯駕已經是不折不扣的對華鷹派人士，醫師的光環早已褪去。而目前的資料顯示，伯駕在中國真正公認的首例成功乙醚麻醉術，是在一八四七年十月四日應用從美國寄來的乙醚和麻醉儀所完成。

根據伯駕記錄，這是二五八七〇號病歷。他選擇了一位健壯的農民作為首例使用者，患者四十九歲，來自鶴山（Heo Shan），右腋下有一個頭顱大小的脂肪瘤。病患先是被安置在手術檯上，保持半坐半躺的姿勢，然後，「我們引導他從傑克遜吸入器中充分吸入乙醚。我一手扶著他的右臂，一手扶著他的後背，準備輕輕放他躺下。四十三秒後，他手臂的肌肉突然鬆弛了，遂停止吸入乙醚，進入了無意識狀態。他被放平躺下，頭部依然抬高。他的脈搏加速，眼神呆滯，神情恍惚。」「我的學生關韜在四分鐘內切除了腫瘤，結紮了三條動脈，這些過程中，病患沒有絲毫意識表現。由於有大量血液滲出，我們用了冷水。傷口縫合前在空氣中曝露了八到十分鐘。這時，乙醚的作用逐漸減弱，病患開始對針刺有感覺，尤其在縫合最靠近腋窩的部位時。傷口包紮後，他被送到床上，抱怨傷口縫得太緊了，但是對手術中的切除過程毫無記憶。」

但是，包阿興的手術則遠在一八四七年的十年前。那時候，西方還沒有成熟的麻醉手段，更不要說傳到中國廣州了。

和很多受苦受難的中國人一樣，在當時包阿興最有可能就是憑藉著堅強的意志，咬著木板或棉布，四肢被麻繩嚴嚴實實捆綁著，強行忍受著巨大的痛楚，才完成外科截肢！

切除腫瘤，伯駕是具有豐富經驗的。文獻記載，早在一八三六年的一月十八日，伯駕就在無麻醉的情況下為一位女孩（編號四四六）切除了從右太陽穴長出來的脂肪瘤。可見，對於某些腫物的切除術，即使沒有麻醉手段，伯駕也很有成功的把握。稍後完成的截肢術，只要手法嫻熟、動作迅速（講究手起刀落），再加上病患忍痛意志頑強、配合得當，能夠順利完成手術，也在情理之中。

東方的麻醉方子

今天的我們會問，中國至晚在東漢時就已經有「麻沸散」用於外科麻醉的記載，一千六百年之後的清朝，難道就沒有麻醉手段可以幫一幫可憐的包阿興嗎？

答案令人失望，隨著華佗被曹操所殺，他的醫術和麻沸散隨之失傳。在古老的中國，有更多像華佗一樣傑出的科學家、醫學家，他們的思想和經驗結晶由於種種複雜原因也散失掉了，成為歷史和文化的巨大遺憾。

華佗麻沸散的原始配方永遠沉沒在歷史長河中，今人只能猜測。但歷史畢竟是向前發展的，華佗之後，中國人並非裹足不前，宋代的《扁鵲心書》、元代的《世醫得效方》、明代的《本草綱目》，這三本書都明確提到曼陀羅花可用於止痛，有人用於「接骨」。有的古籍則是提到附子、鴉片的止痛功效。而西洋的

《荷蘭本草和解》等著作也記載了曼陀羅花的類似作用，可用於斬肉、縫針。也許受制於傳播手段，這些方法當時並未普及，而且用現代醫學的眼光看，這些方劑都缺乏穩定性和可靠性。但在麻醉史上，不論東方還是西方，先民們都瞭解到自然界的某些花草有極高的藥用價值。

在西方醫學傳教大規模進入中國前夕，恰好日本也誕生了自己的麻醉術，領軍人物便是華岡青洲，此人極有可能受到中國醫學的啟發，也參考了其他記載，再結合本身的行醫經驗，配製了藥方。他的麻醉方子如下：「曼陀羅花八分、草烏頭二分、白芷二分、當歸二分、川芎二分，將以上藥材研成細末後煎熬去渣、乘熱喝下，數小時內起效。」筆者親自到日本神戶的麻醉博物館參觀時，看到的方子是「曼陀羅花、白芷、當歸、川芎，還有天南星和附子」，與上述文獻記載大同小異，病患服下，不久就進入昏迷狀態。

相傳，華岡青洲為了驗證這個方子，曾在母親和妻子身上反覆試驗。醫師固然偉大，而母親和妻子在這個過程中更是偉大得讓後人感激涕零！最終，方子確定了下來，而母親卻不幸中毒去世，妻子也因為藥物副作用而失明。

一八〇四年，在這個麻醉方子的支援下，四十四歲的華岡青洲為一位六十歲的老年女人實施了乳癌切除手術。因此，在比較權威的文獻記載中，華岡青洲便成了「世界上第一位使用全身麻醉進行手術的醫師」，日本人由此引以為傲。

在此之前，難道沒有人使用藥方令病患昏迷，從而開展手術嗎？答案肯定是有的，但是由於種種原因，這些操作過程、具體藥名或配方、實施者姓名和日期等等，都沒有留下完整紀錄，而華岡青洲卻做到了，因此在注重證據的世界和語境表達中，他被冠以第一人。而「麻醉」這樣常用的漢字詞組，也起源於日本。

和許多日本人一樣，華岡青洲對中國的《三國志》、《三國演義》頗有興趣，因此，他把這個神奇方子命名為「麻沸散」，並傳給弟子，該方在日本持續使用了很長時間。後人為區別起見，也以「通仙散」命名之。無論如何，日本「麻沸散」的確是對華佗的最好紀念，但具體成分肯定有很大的差別。

當年，中國小夥子包阿興到底是憑著意志忍痛接受截肢手術，還是服用罌粟提取物——鴉片，還是使用渡海過來的日本「麻沸散」，抑或還有其他史書沒有記載的麻醉方式來進行止痛，恐怕永遠是一個謎。

但無論是那些病患也罷，醫學傳教士也罷，日本麻醉師也罷，他們都是人類對抗病魔、對抗痛苦的征途中，永遠值得後人緬懷的鬥士。

緊急宣布

中央流行疫情指揮中心成立

遠去的澳門豬——虎烈拉來襲！

官也，又名佩德羅・亞歷山大（Pedro Alexandrino da Cunha），一八〇一－一八五〇，是葡萄牙派駐澳門第八十一任總督，就職僅月餘即猝死。

法國人筆下的舊澳門

今天的澳門，人稱「東方拉斯維加斯」，舉世聞名。儘管面積很小，但不乏高度發達的現代化建築和市政建設，遊人在歐陸風格和傳統中國建築揉合得相得益彰的歷史城區，或是霓虹燦爛的恢弘酒店、度假村，總會感受到許許多多清新、優雅和時尚的元素，令人流連忘返。

不過，兩百年前的澳門，卻與今日有著天壤之別。

當時沒有攝影技術，中國人也不擅長精準描繪建築物，好在，有一位法國旅行畫家用他的畫筆，為後人留下了舊澳門鮮活生動而無比真實的一面。

十九世紀四〇年代之前的澳門，準確來說，還是大清朝無可爭議的領土，中國居民占多數，葡萄牙人及其後裔僅僅是在今天澳門的某些區域築牆聚居，雖然他們也有自己的總督，管理內部事務，但法律上葡人仍只是租借清朝土地用以經商居住而已，定期繳納租稅是必須的，而且清軍隨時有權進入澳門行使職權。

由此我們可以想像，當時的澳門街雖然會有一些諸如教堂之類的歐陸建築，但大多數中國人的傳統生活方式不會有太大改變，那時的澳門應該還是頗具南中國特色的漁村。

前述的法國畫家博爾傑（Auguste Borget），一八三六年十月從法國出發，進行了歷時數年的環球旅程，他於一八三八年來華遊歷，在澳門、香港及廣東都留下足跡。返回法國後，博爾傑出版了圖文並茂的《中國與中國人》（*La Chine et les Chinois*）一書，內容包括速寫、水彩畫、版畫和油畫，紀實收錄了他在一八三八年至一八三九年間在華采風並捕捉繪製的景物圖像，是難得的風情民俗研究史料。

在一幅專門描繪媽閣廟的油畫中，筆者看到，就建築結構而言，當時的媽閣廟和今天似乎沒有太大區別，不過「洋船石」的位置當時在廟宇門口，與今日略

博爾傑〈澳門大廟（媽閣廟）街景〉

有不同，或許是後人搬動所致。這座祭祀媽祖的著名廟宇，當年緊緊靠著海邊，一直以來就是澳門中國元素的第一象徵。如今，由於填海造陸與城市發展，媽閣廟對面的海是越來越不像「海」了，成了一灘淺淺的內湖，當年百舸爭流的情景如今已被虹橋飛躍所取代，只有那廟宇繚繞的香火還一直訴說著滄海桑田。

當時媽閣廟應該就坐落在村圩之中，和大多數中國南方農村市集的境況頗為相似，畫中只見村民們在廟宇前閒逛、售貨、購物，海邊旗旛招展，遠處隱約可見的是現今珠海的島嶼和群山，廟宇背後的小山鬱鬱蔥蔥，綠色植被顯然比今天濃密許多。廟宇前有一間草寮，村民在兜售蔬菜水果，兩頭肥豬在人群中穿梭，悠然自得，想必不時還在菜葉和爛水果中嗅來嗅去，尋覓屬於牠們的零食。廟宇前的小空地，澳門人稱為「前地」，那時有小販在擺地攤，銷售一些瓜果、海產，他們席地而坐，旁邊居然不是小狗這樣的寵物，而是一頭碩大的午睡肥豬，一切噪音對牠而言都不過是雲煙。地攤後面不遠處，有幾夥人正在玩著賭博遊戲。這正是十九世紀上半葉香山縣乃至其下轄的澳門島真實的寫照。

筆者第一眼看到這幅畫，驀然覺得，肥豬儼然是油畫的主角。

無獨有偶，在博爾傑另一幅反映澳門市井景觀的畫作中，筆者看到社區一角

博爾傑〈澳門玫瑰堂前路邊食檔〉

的小食攤檔裡，梳著長辮的中國男人們坐在草傘下吃喝，腳下仍然是一頭肥豬，像家犬一樣把地面上的食物殘渣搜刮得一絲不剩。

豬，在中國的鄉村中經常散養，大概到了傍晚時分才被主人驅趕入豬圈，在白天大多數時間，牠們就如同狗貓一樣在村裡自由自在地「閒庭信步」。時至今日，中國南方許多鄉村仍有類似的情況，豬的放養方式透視出人們的衛生觀念淡薄。不可否認，在民智未開、醫療衛生水平低下的十九世紀，髒亂是舊澳門以及整個中國掩蓋不了的一大弊病。

那麼，豬如此無拘無束，會有什麼隱患呢？

上任三十七天的總督

中國歷史上有不少皇帝在位時間極短，有的僅僅一個月就嗚呼哀哉，成為不少歷史愛好者茶餘飯後的談資。

而中國歷史上也有一位外國權貴，統御過中國一塊極小的地盤，在位時間不過一月有餘。這位老兄，名叫官也，葡萄牙委派管理澳門的總督。

提起官也，現在的澳門人和海內外遊客大多只想起「官也街」，沒有太多人注意到這怪異的街道名稱居然與澳門第八十一任總督有關。如今的官也街，深藏在澳門附屬島嶼——氹仔島上，以各式地方特色美食吸引著天南地北的客人，只有熟悉葡萄牙語的朋友，在看了街道的葡語路牌後，才恍然大悟，這樣的路名就如同中國人命名「張自忠路」、「孫逸仙大馬路」那樣罷了。

從十九世紀四〇年代開始，清朝全面衰落已經是不爭的事實，歐洲列強覬覦中國的土地和財富，就連葡萄牙這樣的小國家，也要來中國分一杯羹。官也的前任總督，費雷拉・杜・亞馬喇（Ferreira do Amaral），就是典型的殖民主義者，他驅逐清廷官員並不斷強行擴張葡萄牙在澳門的統治範圍，侵占破壞了不少中國人的田產和祖墳，結果招來殺身之禍——被熱血青年行刺，砍掉的頭顱和手臂被拿去祭祖，真是身首異處，身「手」也異處了。

於是，佩德羅・亞歷山大・官也（Pedro Alexandrino da Cunha），被倉促任命，於一八五〇年五月二十六日登陸澳門，並於當月三十日走馬上任。

初步接觸澳門，官也感到一切都很新鮮，他小心翼翼用一個月時間瞭解和管理澳門，但飲食上，官也卻沒有小心翼翼，他大意了！夏日炎炎，官也抵擋不住冰凍甜品誘惑，他先是吃了奶油檸檬霜淇淋，接著又吃了果凍，最後還喝了威士忌，爽快到了極致。然而，樂極生悲，腸胃炎很快就找上門來！

官也出現了噁心、嘔吐、腹瀉，腹痛呈現臍周陣發性絞痛，悲哀的是，這不是普通的胃腸炎。身邊的醫師雖然及時發現並趕快採取醫療行動，但官也的病情進展迅速而猛烈。很快地，他全身萎靡、疲憊不堪，整個人虛脫，他喉嚨發出乾涸的嘶啞叫聲，不斷嘔吐和排水樣大便，嘔吐物呈深色且發出惡臭，大便開始還是黃爛的，隨即變得稀薄如水。緊接著官也逐漸陷入四肢冰涼、脈搏微弱、口渴難忍、全身冷汗、關節疼痛的狀態。

軍醫們束手無策，當時的醫療手段極其簡陋有限，根本沒有時間和方法去應對如此來勢洶洶的急症。最後，官也的尿液排不出了，脈搏弱得摸不到了，他聲音嘶啞，精神譫妄，口齒吐出難以聽懂的單詞，不久就雙眼塌陷、眼瞼半張、呼吸短促，身體不同部位出現紫斑，尤以手和腳上更加明顯，皮膚變得乾燥粗糙如柴草。經過一番掙扎，官也總督終於在當年七月六日下午三點三十分逝世，享年四十九歲，在位時間僅三十七天。

在官也的傳記中，作家若阿金·杜阿爾特·席爾瓦（Joaquim Duarte Silva）說：「官也的突然去世立即在澳門引起轟動，人們懷疑他是被毒死的。」出現這

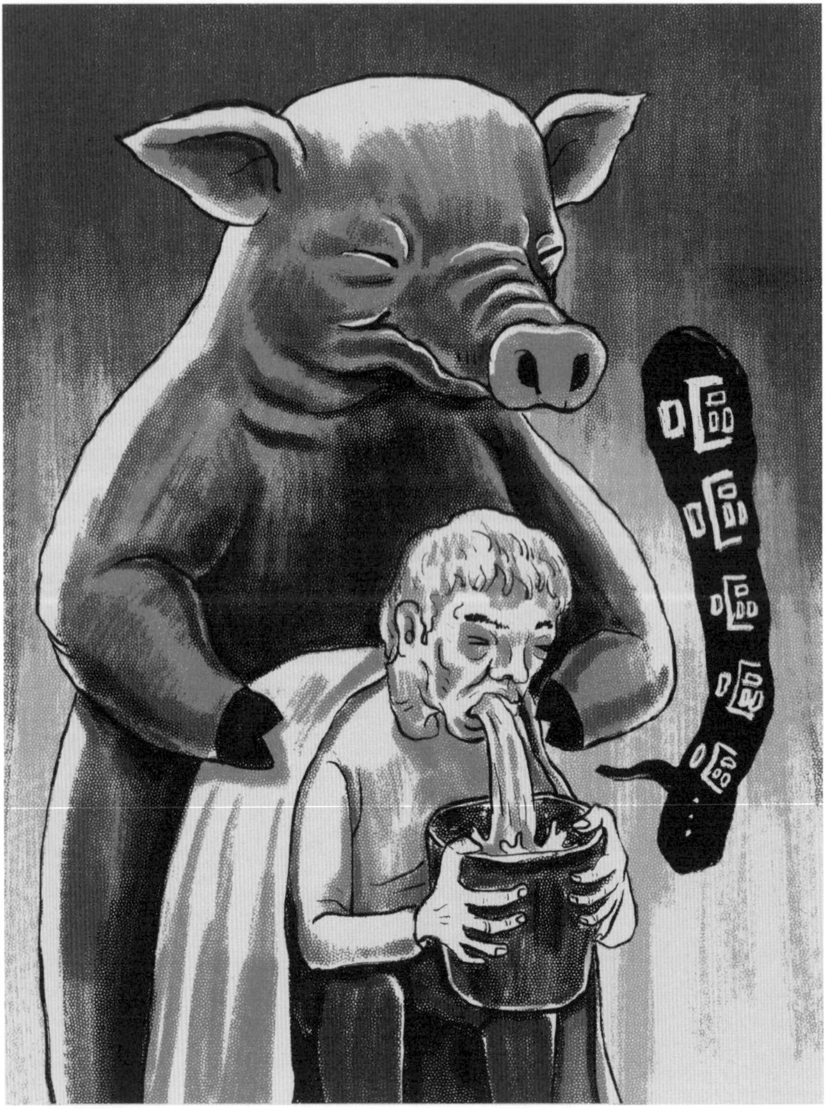
嘔嘔嘔嘔嘔

樣的論調是因為澳門人對霍亂病的瞭解甚少，加上當時複雜的政治氣氛導致。後來歷史證明，這一年在澳門開始流行一種很凶險的傳染病——霍亂。官也的遺體由五名軍醫和外科醫師進行屍檢，他們在報告中詳盡描述了所有的解剖病理學病變，並將胃腸炎疾病分類。根據這些解剖資料，加上官也的發病情況，以及後來的瘟疫流行史，今天的人基本相信，官也就是被霍亂迅猛地奪去了生命。

澳門這座小城，在當時遠遠算不上發達城市，它的衛生條件還非常惡劣，華人聚居點頻繁出現的家豬穿街走巷就是一大證據。病從口入，官也之死，就是始於被病菌汙染的食物。

總督暴病身亡，僅僅是這次瘟疫的開幕式。而十九世紀到二十世紀初，澳門的瘟疫遠遠不止這次，據史料記載，一八八八年，五百多人染上霍亂，其中三十餘人身亡。一八九五年，澳門首次爆發鼠疫，共一千兩百名華人死亡，為澳門史上最多人死亡的瘟疫。三年後，鼠疫再次奪去多人性命，共五百九十四人死亡。一九〇〇年，鼠疫第三次奪去多人性命，共五百人死亡。一九〇六年，丙午風災，災後瘟疫流行，華人染疫，一百七十二人病歿。一九〇七年，鼠疫第四次奪去多人性命，共一千一百人死亡。一九〇八年，霍亂致十五人死。一九〇九年，鼠疫第五次奪去多人性命，共四百人死亡。在那世紀之交，澳門的人口不過二萬人左右而已。

肥豬閒遊的城市，衛生狀況可想而知。這些瘟疫，無一例外都和糟糕的衛生環境密切相關。

豬啊你真是劣跡斑斑

不可否認，家豬是一種很特殊的動物，自從遠古人類把牠們的祖先——野豬馴化後，就一直跟人類生活在一起。但是，家豬的生活習性保留了很多原始祖先的特徵，這無可避免地跟髒亂環境有著千絲萬縷的聯繫。牠們喜歡在泥漿中打滾，又由於消化能力強、食量巨大、皮糙肉厚、適應性優良，身體免疫力更不容小覷，所以很多人類廢棄的廚餘、垃圾，甚至動物糞便都可以成為這種雜食動物難以割捨的美味。

因此，到處亂走亂吃的家豬自然是很多流行病的寄生宿主或傳播媒介，有些病原體在豬的身上不一定發病，但傳到人類身上則可以導致更多感染者暴病身亡。想想十九世紀人們和豬親密接觸的畫面，想想可怕的流行瘟疫，誰不會倒抽一口冷氣？

十九世紀末，席捲南中國，乃至香港、澳門的鼠疫，就與髒亂的生活環境密不可分。

當時香港太平山一帶依然是中國人的聚居點，在這裡，人們仍舊保持著祖先延續千年的生活習俗，與英國殖民文化格格不入，儼然自成封閉的村落。木屋林立，人口稠密，還夾雜著不少牲畜，華人沒有現代衛生知識，房前屋後，生活垃圾成堆，蒼蠅、臭蟲樂不思蜀，破爛的門窗經常被雨水浸襲得搖搖欲墜，許多人的生活空間就是那麼一小方寸之處，吃飯、更衣、睡覺、排泄，甚至打麻將都擠在一處，一切隱私無所遁形，間或有些貓狗和家豬在他們腳下蹓躂。在如此的髒亂之中，老鼠自然也得以大行其道，這就是為什麼鼠疫在太平山一帶演變得非常慘烈的主要原因。雖然，家豬並不是鼠疫的直接元凶，但對牠們的放任，也是造成環境惡劣的原因，使得當地成為瘟疫滋生的溫床，因此，家豬作為間接幫凶，難辭其「咎」。

再說說令人聞之色變的流行性感冒病毒。

具體說來，常見的流感有人流感、豬流感和禽流感之分。人流感病毒原本只好侵襲人類的呼吸道細胞，禽流感病毒則只愛進攻如雞鴨之類禽鳥的腸道細胞，所以，禽流感與人類本來是井水不犯河水的。

但是，有一種動物卻能把禽流感病毒加以升級改版，從而重新粉墨登場，通向人類的世界，這個改版轉換器就是豬！豬很特殊，牠的細胞內同時存在人流感和禽流感病毒的兩種受體，因此人流感和禽流感病毒都可以同時在豬細胞上殖民。在豬體內，禽流感病毒與人流感病毒的基因可以互相雜交，你中有我，我中有你，從而獲得人類細胞的特異結合位點，為進攻人體提供了方便之門，形成嚴重威脅人類的禽流感病毒新品種（照樣能入侵禽類）。這樣的變異衍生出容易在人體繼續生存和傳播的病毒，這也是禽流感從禽類進犯到人類的必經之路。

更可怕的是，A型流感病毒的RNA變異彷彿是驚險而高超的技藝，如果有兩種不同類型的流感病毒同時入侵同一個豬細胞，它們各自的八條RNA混一起，複製後再組裝成新的病毒，就有可能產生二百五十六種遺傳學上不同、毒力也各異的後代。倘若它們都八仙過海、各顯神通的話，疫苗也無計可施，人類將受到滅頂之災！

除了流感，還有許多病菌以豬作為中間宿主，豬能和它們和平共處，不等於人類就能有這個本事。這些病原體在豬的體內大量繁殖後，一旦蚊蟲叮咬了豬，再轉而叮咬人類，最終就向人類輸入了致病的病菌！現在，很多這樣的傳染病得到控制，不是因為豬進化得「收斂」了，僅僅是因為相關的疫苗提前給人類——特別是兒童——提供了保護傘而已。

所以，別看家豬一副傻乎乎的溫順模樣，作「惡」起來也是橫掃千軍！

將澳門總督置於死地的霍亂，更是典型的流行病，與飲食的衛生息息相關。霍亂，又被形象生動地音譯成「虎烈拉」，曾經是可能「摧毀地球的最可怕瘟疫之一」。它是烈性腸道傳染病，最常通過不潔的飲用水傳播，此疫發病急劇，傳播迅速，病死率高，多次蹂躪全球，屬於國際檢疫傳染病，在中國大陸瘟疫罪孽排行榜上被列為「甲級戰犯」。

一八八三年，元凶水落石出，德國久負盛名的細菌學家羅伯·柯霍（Robert Koch）在埃及進行了深入研究，終於發現了霍亂的背後黑手——霍亂弧菌。而製造過無數慘案的小小弧菌發源於美麗富饒的印度恆河三角洲，霍亂在當地流行至少已有數百年之久。由於受交通限制，十九世紀初以前，霍亂還只局限在印度，此後，世界經濟貿易的發展不可避免地使霍亂衝出了封鎖線，這頭蟄伏在文明古國的猛獸開始「走向世界」，甚至周遊列國，遺患無窮。

從一八一七年至一九二三年的百餘年間，全球共發生了六次世界性霍亂大流行，每次大流行都曾波及中國。第三次流行時間特別長，為一八四六至一八六三年，蔓延了整個北半球。官也應該就是死於這波霍亂大流行。

霍亂的傳染源是霍亂病患及帶菌者。中型和重型病患的糞便中含菌數量多，大便次數頻繁，排菌量大，是非常重要的源頭；輕型病患易被忽視，常得不到即時的隔離與治療，而健康帶菌者多不易檢出，故二者亦為重要傳染源。

水源和食物傳播是非常重要的傳染途徑，病患的吐瀉物中含有大量的霍亂弧菌，可汙染水源和食物，或以蒼蠅、家豬等為媒介，經消化道引起傳染。因此，人會通過飲食不衛生的水或食物（如被蒼蠅或如廁後洗手未乾淨的病患所汙染）導致染病，弧菌進入人體後，快者四小時後即可發病，但一般是在一到三天內出現症狀，最長可達六天。典型的霍亂，往往起病突然，一開始便有劇烈的上吐下瀉症狀，大便為水狀，極其稀爛，甚至像淘洗大米的水似的。而霍亂弧菌最強悍的破壞力就在於它能使得腸道細胞大量丟失水分，病患進而一「瀉」千里，在沒有靜脈輸液的古代，這樣的病患幾乎是必死無疑。

夏季，氣溫明顯上升，蒼蠅、蟑螂之類的害蟲活動頻繁，生長繁殖也很活躍。而人類在烈日炎炎之下，不免會喜歡喝涼水、吃冰品、品嘗新鮮蔬果，這一切都為霍亂的橫行創造了條件。更不要說，那些到處漫步的家豬，身上嘴上都接觸過無數的垃圾雜物，不知道有多少飲用水和食物被牠們徹徹底底汙染。

難怪，暴病而亡的官也，全身水分被霍亂弧菌榨取乾淨，只剩下一副乾癟如柴木般的屍體。

脫胎換骨，漫漫長路

澳門當然不是霍亂的唯一受害者，全球無數城市鄉鎮都曾在霍亂的魔掌中呻吟，其中也包括英國倫敦，而倫敦人由霍亂流行而發現公共衛生的重要性，乃至預防疾病的規律，卻又為城市公共衛生規劃和設置奠定了良好的基礎。

吃一塹，長一智，人類文明就是這樣進步起來的。

隨著人們衛生觀念的加強，許多地方不僅出現了現代化的排汙、排水、供水系統，家畜隨處閒逛的情況在城鎮中也越來越少了，有了這些有力措施，烈性傳染病的發生率終於有所控制。

不管是二〇〇三年的SARS，還是還是近年的新型冠狀病毒疫情，澳門的情況相比大陸和香港還是相對緩和。要知道，以博彩業和旅遊業為支撐的澳門小城，人口密度之大（每平方公里超過兩萬人）、人口流動性之強，放眼世界都極其罕見，能取得這樣的防疫成績實屬不易。

這自然首先得益於多年來市政建設和衛生環境的長足進步。現在的澳門已是一座國際化大都市，往昔農村的景象一去不復返了，不要說看不見一頭豬在路上蹓躂，就連一小塊農田也極難尋覓。不過，澳門各區情況差別仍很大，主要旅遊景點和豪華酒店不遜先進國家，但有部分街區問題較多，爛尾樓、鐵皮屋、廢料場隨處可見，廢氣、汙水、垃圾、雜草淩亂的地盤、骯髒混濁的海水、晝夜不息的工業噪音等等仍未根除。所有這些負面事物，都有損文明，有害健康，妨礙提升旅遊業的競爭力，也是潛在的衛生隱患。

由於城市職能的轉變以及防疫政策的收緊，如今在澳門這塊彈丸之地，一般人已極難看見一頭活豬，也很少有機會接觸到其他活生生的家畜和家禽。一頭待宰的黃牛因為極偶然的原因逃出屠宰場，溜到街上，竟成為全城焦點，原因是，很多年輕人、小孩除了書本與螢幕，已幾乎沒親眼見過活牛！——澳門不再有自己的農牧業，豬肉、牛肉、羊肉和家禽肉都是由境外直接輸入。

當年博爾傑筆下大肥豬散步的畫面，伴隨著浸染「悠然見南山」氣氛的田園景象，已永遠走進了歷史。或許，這就是城市現代化不得不付出的代價吧？

親密接觸惹的禍——藏在野味裡的瘟疫

A型流感病毒，可感染野鳥、家禽、豬、馬和人等多種哺乳類動物。歷史上著名的流感大流行均為A型流感病毒所致，包括一九一八年西班牙流感、一九五七年亞洲流感、一九六八年香港流感、一九七七年俄國流感、二〇〇三年H5N1禽流感、二〇〇九年H1N1流感、二〇一三年H7N9流感等。

前些年那幾個冬天、寒假、新年過得特別無助、特別無奈，特別無味，把大家鎖在家中，把春節氣氛擋在門外的，不是突如其來的寒潮和冷雨，而是來自新型冠狀病毒肺炎的威脅，它向全中國、全球多處擴散，廣東、澳門、香港更無法置身事外。

有調查顯示，病毒可能來自武漢的海鮮市場，不過那裡早已很少售賣海鮮了，裡頭更多的是令中國人仍食指大動的「野味」。掛海鮮，賣野味。事件，似曾相識。

宋徽宗趙佶〈瑞鶴圖〉

祥瑞與禍兆

野味（或說野生動物）從來都是中國人津津樂道的話題，不僅僅在餐桌上。在傳世名畫中，不乏以動物為題材的傑作，而被視為祥瑞的仙鶴也是屢見不鮮，北宋書畫大家趙佶就有一幅〈瑞鶴圖〉存世，現藏於遼寧省博物館。

趙佶，公認的書畫一代宗師，還自創了「瘦金體」，令人嘆為觀止，我們更喜歡用「宋徽宗」來稱呼這位畫中之帝，正如人們喜歡用「李後主」來稱呼那位詞中之帝一樣。

宋徽宗的〈瑞鶴圖〉，為設色彩畫，後人認為帶有超現實主義氣息。畫作上，二十隻雪白的仙鶴形態各異，不管是駐足在宮殿屋頂鴟吻上的一對，還是在天上翱翔展翅的十八隻，均生機勃勃，栩栩如生。遠遠望去，彷彿在靛藍的天空上，有二十朵浮動的祥雲籠罩著人間，籠罩著大宋朝的宮門。

皇帝並不是憑空想像這畫面。這幅名畫的創作，其實源於一段人間「奇跡」，或者說契機。

史書記載，宋徽宗政和二年（一一一二），元宵剛過，第二天早上，東京汴梁（今河南開封）的天空忽然出現了一大群白鶴，牠們不畏北方的正月寒流，呼嘯而聚，甚至散落在皇宮的宣德門之上。這些白鶴在空中的驚豔舞姿，以及悠揚的鳴聲，驚動了全城百姓，也驚動了宋徽宗和文武百官。他們被這一幕動人的場景驚呆了，隨之感嘆、感恩、感動、感激不已，感激上蒼的眷顧，感激祖宗的保佑。

當其時，北宋已經遠離大規模戰爭一百多年了，自從澶淵之盟後，宋、遼之間已無劍拔弩張的態勢，除了邊境地區偶有局部戰事外，國內——尤其是京城內，百姓早已不知戰爭為何物，京師承平日久，軍備廢弛，文恬武嬉，皇帝都換成了只會舞文弄墨的藝術家，沒有人想過北方的草原上正積蓄著虎視眈眈的侵略力量，大家只關心著眼下的富庶生活，以及自家的一畝三分地。

剛剛在元宵節享受了一番視覺盛宴和味蕾滿足的宋徽宗，很快就收到了大臣上奏，說上古就有仙鶴、白鹿之類不定時進入人間的紀錄，實為祥瑞中的祥瑞，這是祖宗顯靈、神仙下凡的預兆，是皇帝恩澤大地的回饋，史官搖筆記錄已遠遠不足，因為當今聖上乃畫中聖手，您的彩筆難道就不如一介文人的毛筆？

宋徽宗被吹捧了一番之後，龍顏大悅，於是欣然命筆，為後人留下了這一幅〈瑞鶴圖〉。

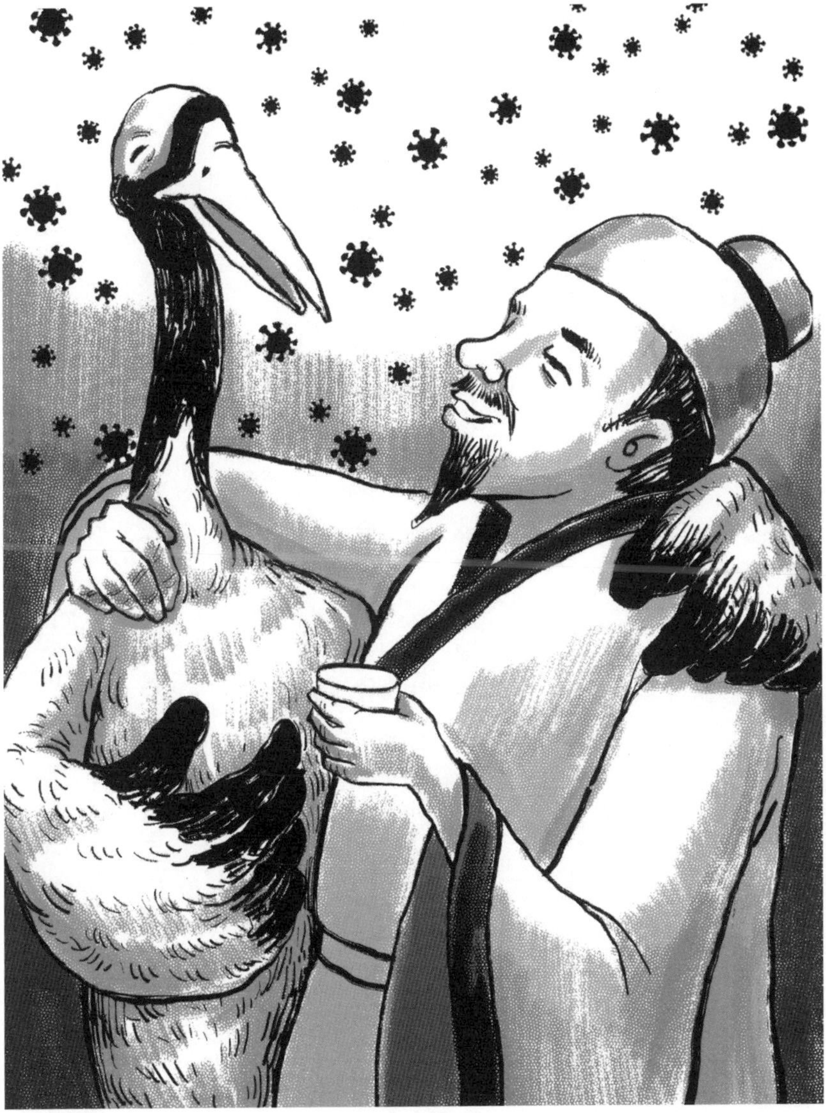

不過，宋徽宗往後的日子卻並不好過，大宋朝也越加舉步維艱。由於前幾任積累的政治矛盾無法解決，再加上徽宗一朝治國無方、奢靡無度，國家很快陷入混亂之中，農民起義和災民暴動此起彼伏，宋朝君臣被搞得焦頭爛額。不過，宋徽宗依然創作出了許多精美的花鳥畫——想必他在提筆的時候，又沉浸在美妙的自我陶醉中。

更糟糕的是，白山黑水間崛起的女真人取代了遼國的統治，他們的鐵騎很快就抵達了宋朝邊境，喪失了武備和鬥志的宋朝君臣，在強敵面前一觸即潰。〈瑞鶴圖〉面世十五年後，東京汴梁即告淪陷，宋徽宗和他的兒子宋欽宗，還有後宮百官三千多人，連同無數宮廷珍寶，被金人擄掠而去。

〈瑞鶴圖〉從此消失。

直到六百年後，乾隆皇帝才在一次偶然的機遇中重新發現了這幅名畫，並收入囊中。

眾鳥飛舞，群鶴繞天，真的是祥瑞嗎？

飛吧，病毒

白鶴，基本上都是野生的，尤其是在北宋時期，這是很難飼養的動物。現在無法解釋這一群野生動物為何會突然出現在繁華的市區上空，或許是宋徽宗的園林苑囿在汴梁一帶興建太多，讓白鶴誤以為生態環境有所改善吧！

歷史上，白鶴、白鹿、白象這樣的動物屢屢被諂媚之徒拿來討好皇帝，說是瑞福降臨、聖恩浩蕩，其實都是無稽之談。這些野生動物絲毫沒有給失德的政權帶來運氣，相反地，因此導致的勞民傷財反而激發官民矛盾，加速朝廷的崩潰。

其實，古人並不知道與這些野生鳥類或其他野生動物親密接觸，風險極高。我們現在都知道，流感病毒就經常由這些野生鳥類帶入人間。

根據病毒核蛋白的差異，科學家將流感病毒分為A、B、C三大類型。它們的直徑大約只有八十—一百二十奈米，自外而內分為包膜、基質蛋白以及核心三部分：病毒的核心包含了儲存病毒資訊的遺傳物質RNA，以及複製這些資訊必須的酶；基質蛋白構成了病毒的外殼骨架，與病毒最外層的包膜緊密結合，既保護病毒核心，也維繫病毒結構。核蛋白的不同，便成為流感分類的依據。

A型流感本身就派系林立，通常，人們把常在豬群中發病的流感稱為豬流感，常在禽類中發病的流感稱為禽流感，而人類常患的季節性流感稱為人流感。有些病毒可以從野生動物傳給家畜、家禽，從而又在雞、鴨、豬等身上廣泛傳播，甚至可以直接傳染給人。

禽流感病毒之內也是族繁不及備載，有的能傷害禽鳥，有的能與禽鳥相安無事，但對於人類而言，都是危險的製造者。

那些野生鳥類，特別是海洋候鳥，很多時候無辜地充當了病毒「特洛伊木馬」的角色。作為健康的病毒攜帶者，牠們在內臟裡窩藏著病毒卻不知不覺，依舊周遊世界，流感病毒就隨著牠們的排泄物廣為散播。家禽、家畜和人類，大多都不能像野禽那樣與病毒和平共處，一旦感染，基本都會發病，有的死亡，有的慢慢康復，僅僅是受傷害程度不同而已。古代的人們哪能想到，在幾萬、幾十萬里的遷徙途中，口中吟唱的那些南來北往的鴻雁、儀態萬千的仙鶴，其肚子裡可能正運載著死亡的信號，病毒在裡面正策劃著「木馬屠城」的陰謀詭計。在已被塵封的歲月裡，生靈塗炭，民不聊生，許多痛苦也許就來源於那些可愛、可敬的鳥兒，以及其他本與人類隔絕的野生動物。

歷朝歷代，關於瘟疫流行的記載不絕於書，《宋史》也不例外，對於這些災難，雖然今人已難考證其詳，但運用現代知識，我們也大致猜到不少是烈性傳染病，而其源頭，相當一部分可能來自於野外。

流感，向來喜歡在冬、春季節肆虐。宋徽宗君臣卻在寒冷的正月喜迎群鶴，實在是用自己的健康來測試野生鳥類的病毒含量呀！

報應與懲罰

對於野生動物，許多人除了展開擁抱的雙手之外，就是張開血盆大口。

迄今為止，人類發現的許多傳染性重病惡疾，不少都來自於野生動物，尤其是病毒性傳染病。比如，我們熟悉的愛滋病病毒，就來源於非洲的猿猴；近年來令人聞之色變的伊波拉病毒，據說也源於野生動物。

此外，細菌也毫不示弱，它們往往借助動物為媒介，將殺傷力成幾何級數放大。中世紀席捲歐洲的黑死病，一般被認為是鼠疫，而鼠疫的源頭正是鼠疫桿菌，老鼠在其中就扮演著難辭其咎的角色——數千年來，牠們是人類最討厭卻無法剿滅的鄰居。

經由跳蚤傳播，即鼠↓蚤↓人，這是鼠疫的最主要傳播方式。十九世紀後期，前文曾提到的德國微生物學家羅伯．柯霍博士最先發現了這一規律，人間鼠疫流行前，常有鼠間鼠疫流行，一般先由野鼠傳給家鼠。寄生鼠體的疫蚤，表面看來不足掛齒，但牠們饑腸轆轆，饑不擇食，叮咬人類時，因其胃內被大量鼠疫桿菌堵塞，血液在跳蚤的嘴巴和人的皮膚之間形成倒流，病菌便隨之沖洗進入人體，引起發病。含菌的蚤類亦可隨搔抓進入皮內，造成感染。因此，人間鼠疫流行前常可看見大量家鼠死亡，死狀恐怖。

此外，破損的皮膚接觸病患含菌的痰、膿或動物的皮、血、肉，甚至疫蚤的糞便，都可能被感染。含菌的痰、飛沫或塵埃通過呼吸道飛沫傳播，也能引起人間的鼠疫大流行。

除了饑民之外，沒有人會想著抓老鼠吃。但人類的繁衍和環境的過度開發，破壞了動物原有的生存空間，比如，草原植被南移，許多齧齒類動物跟隨南下，與原來的農耕百姓爭奪生存空間，牠們帶來的鼠疫桿菌，就會威脅人類的安全。明朝嘉靖時期，漢人對山西長城口外的蒙古草原實施移民開墾，擾亂了鼠疫源地長爪沙鼠的生態環境，人、鼠接觸增多，染疫的風險便隨之增加。萬曆九年

（一五八一），自大同開始的鼠疫大流行就很可能與漢族移民有關。

如果說這些移民行為出於無奈的話，那麼許多人類的陋習，才讓我們汗顏，怒其貪婪，哀其無知。

在中國，吃野生動物被稱為吃野味，為什麼中國人喜歡吃野味？筆者認為，這自古以來的不文明行為，的確有著深層次的原因：一，有些人根深蒂固地相信，野生動物的味道才是最鮮美的，因為沒有人工飼養的痕跡，吃的是天然食物，可謂吸取大自然的精華，而且野生動物在野外活動時間長，肌肉發達，嚼之最有滋味。二，物以稀為貴，吃這些動物顯得特別有身分有錢，比如有家豬不吃，專吃皮厚肉難嚼的野豬肉。三，帶著獵奇心理，迷信某些傳統醫學的理論，認為野生動物的特定器官或組織可以治病防病、保健身體，比如穿山甲甲片和虎骨，中醫都曾記載其入藥的重要性，可是在現代醫學來看，這些甲片與人類指甲無異，這些可以泡酒的獸骨實際上與牛骨相差不遠；最荒謬的莫過於犀牛角治病一說，間接導致了犀牛在中國滅絕。

二十年前，SARS瘋狂肆虐時，人們就驚呼是野生果子狸和蝙蝠在傳播病毒。近年，類似的疫情再次令全球揪心，而源頭可能如出一轍。究其原因，還是中國人的惡習未除、故態復萌。

為什麼不應該吃野生動物？除了環保、人道原因之外，更重要的是這些動物不是「正常食物」，帶有相當多的不安全性，一來是某些病毒與野生動物相輔相成，在特定的環境條件下，它們對很多動物不構成直接傷害，但對人就不一定如此了；二來是野生動物的基因和免疫力，終究與人類、與家禽家畜不一樣，牠們能抵抗病毒，不意味著我們和所飼養的動物就能抵抗，何況，我們人類已非生活在野生動物的環境中，很多生物的本能跟野生動物完全不可同日而語。話說回來，有些在人類身上不一定致病的細菌、病毒，可能傳到野生動物身上，牠們也受不了呢！

我們的老祖宗經歷了數萬年的努力，把野狼馴化成狗，將野貓馴化成家貓，把野牛、野馬、野驢、野駱駝馴化成家畜，讓野雞、野鴨、大雁變成家禽，將凶猛的野豬轉化為溫馴的家豬，其中一個重要的過程就是選擇性祛毒化——那些容易致病的物種會在這漫長的過程中被淘汰掉，那些殘暴不聽話的動物會被篩除掉，那些肉味不佳的禽畜會被捨棄掉，剩下的都是肉質最好、可塑性最強、食用最安全的種類，以及最忠於人類的家庭伴侶、生產助手。雖然，老祖宗不懂得生物學和病理學，但世代累積的經驗就是最珍貴的財富，那些遠離野外生存狀態、與人類相伴千年的動物，經實踐證明才是最穩妥的食材！

我們為什麼要捨棄這些歷史的偉大餽贈，卻捨近求遠地退化成原始獵手，追逐虛幻而危險的野味呢？

現代診間裡的古代病人

知無涯系列——010

人類戰勝過不少疾病，但歷史和自然界最本質的底色畢竟是冷酷的，我們除了負重前行，還能做點什麼？

作　　者・譚健鍬
繪　　者・尼爾森式症
特約編輯・小敏
特約校對・周宜蓁
美術設計・賴佳韋工作室
版面編排・黃秋玲
總 編 輯・顏少鵬
發 行 人・顧瑞雲
出 版 者・方寸文創事業有限公司
地址：臺北市106大安區忠孝東路四段221號10樓
傳真：(02) 8771-0677
客服信箱：ifangcun@gmail.com
出版訊息：方寸之間 http://portaly.cc/fangcun
精彩試閱：方寸文創 http://medium.com/@ifangcun
FB粉絲團：方寸之間 http://www.facebook.com/ifangcun
限量品商店：方寸文創（蝦皮）http://shopee.tw/fangcun
法律顧問・郭亮鈞律師
印務協力・蔡慧華
印 刷 廠・家佑印刷有限公司
總 經 銷・時報文化出版企業股份有限公司
地址：桃園市333龜山區萬壽路二段351號
電話：(02)2306-6842
I S B N・9789860690798
初版一刷・2023年10月
定　　價・新臺幣320元

方寸文創

國家圖書館出版品預行編目(CIP)資料
現代診間裡的古代病人｜譚健鍬著、尼爾森式症繪｜初版｜臺北市：方寸文創
2023.10｜264面｜14x21公分（知無涯系列：10）
ISBN 9789860690798（平裝）
1.CST：中國醫學史　2.CST：中醫　3.CST：通俗作品
410.92　112010717

Printed in Taiwan

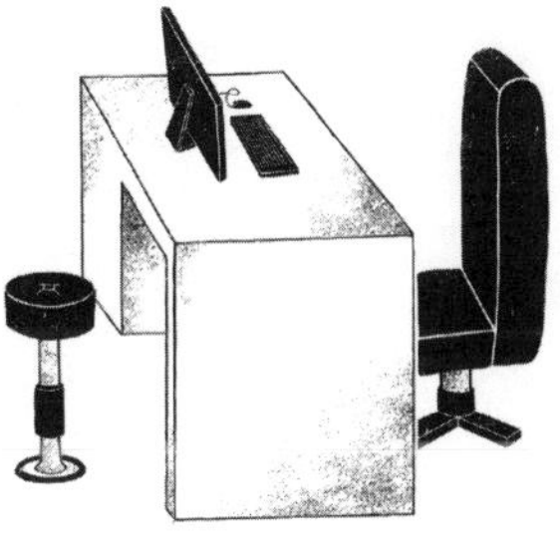

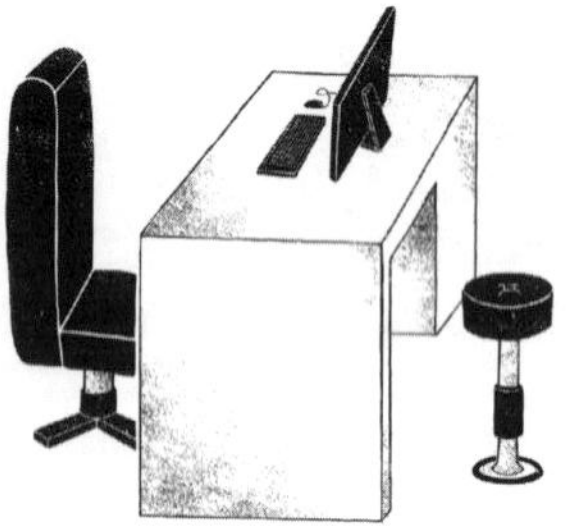